A.S. Arvind
Esther Nalini H.

Cirurgia de elevação do seio maxilar

A.S. Arvind
Esther Nalini H.

Cirurgia de elevação do seio maxilar

Aumento do assoalho do seio maxilar: Técnicas cirúrgicas e resultados

ScienciaScripts

Imprint
Any brand names and product names mentioned in this book are subject to trademark, brand or patent protection and are trademarks or registered trademarks of their respective holders. The use of brand names, product names, common names, trade names, product descriptions etc. even without a particular marking in this work is in no way to be construed to mean that such names may be regarded as unrestricted in respect of trademark and brand protection legislation and could thus be used by anyone.

Cover image: www.ingimage.com

This book is a translation from the original published under ISBN 978-620-8-22329-8.

Publisher:
Sciencia Scripts
is a trademark of
Dodo Books Indian Ocean Ltd. and OmniScriptum S.R.L publishing group

120 High Road, East Finchley, London, N2 9ED, United Kingdom
Str. Armeneasca 28/1, office 1, Chisinau MD-2012, Republic of Moldova, Europe
Printed at: see last page
ISBN: 978-620-8-26821-3

TÍTULO: Cirurgia de elevação do seio maxilar

ÍNDICE DE CONTEÚDOS:

INTRODUÇÃO:

A perda de dentes ou traumatismos no maxilar superior resultam frequentemente na reabsorção do rebordo alveolar, levando a uma altura vertical e volume ósseo insuficientes entre o rebordo e o pavimento do seio maxilar. Esta situação pode complicar a colocação de implantes dentários e dificultar a obtenção da estabilidade primária necessária para o sucesso do implante a longo prazo. O seio maxilar coloca desafios aos cirurgiões de implantes dentários devido às suas várias configurações, anomalias e potenciais problemas. Os cirurgiões desenvolveram vários métodos e protocolos para aceder à cavidade do seio, elevar a membrana Schneideriana e colocar materiais regenerativos para estimular a formação de osso novo entre a parede do seio e a membrana elevada, facilitando a colocação de implantes após um crescimento ósseo adequado.

Existem duas técnicas cirúrgicas principais para elevar o pavimento do seio: a abordagem da janela lateral externa e a abordagem trans-alveolar interna. A abordagem externa envolve a criação de uma janela no lado do seio para aumentar o assoalho do seio maxilar, muitas vezes usando osso colhido da crista ilíaca. Em alternativa, podem ser utilizados vários materiais de substituição óssea, como aloenxertos, xenoenxertos, aloplastos e materiais de engenharia de tecidos, em vez de colher osso de um segundo local cirúrgico.

A abordagem trans-alveolar interna é menos invasiva e mais conservadora em comparação com a técnica da janela lateral externa. Esta abordagem envolvia originalmente a utilização de osteótomos de vários tamanhos para criar uma fratura em "green-stick" com forças de batimento, levantando a membrana do seio para formar uma "tenda" para a inserção de materiais de enxerto ósseo, coágulos sanguíneos e implantes. A força de batimento tem de ser adequada para fraturar o pavimento do seio sem danificar a membrana Schneideriana. Técnicas como piezocirurgia, uso de balão e pressão hidrostática têm sido propostas para reduzir o risco de perfuração da membrana.

Ao selecionar o melhor tratamento para um paciente com uma maxila edêntula, é essencial que os profissionais estejam bem familiarizados com as várias técnicas de elevação do seio maxilar. O sucesso de um implante dentário depende não só da elevação bem sucedida do fundo do seio e da integração do implante, mas também do posicionamento do implante e do seu impacto na função, saúde e estética.

ANATOMIA E FISIOLOGIA DO SEIO MAXILAR:

O seio maxilar, a maior das quatro cavidades bilaterais cheias de ar no crânio, é uma estrutura piramidal com a sua base formando a parede nasal lateral e situada dentro do corpo da maxila. Este seio tem três projecções primárias: (1) o processo alveolar que se estende para baixo, (2) o recesso zigomático e (3) o processo infra-orbital que se estende para cima. O assoalho da maxila é composto pelos processos alveolar e palatino.[1] Tipicamente, após os 16 anos de idade, o seio maxilar está posicionado 1 a 1,2 cm abaixo do assoalho da cavidade nasal.[1]

Uma camada de osso esponjoso separa normalmente as raízes dos incisivos maxilares do seio. No entanto, em alguns casos, esta camada de osso esponjoso pode estar ausente, permitindo que os ápices das raízes dos molares superiores se estendam para a cavidade do seio, proporcionando potencialmente uma via de propagação de infecções odontogénicas para o seio maxilar.

O seio maxilar é frequentemente dividido em dois ou três compartimentos por septos ósseos.[2] O seu revestimento consiste num epitélio pseudo-estratificado, colunar e ciliado sobre uma camada de periósteo que contacta com as paredes ósseas do seio.

O óstio natural, que facilita a drenagem do seio, está localizado na parte superior da parede medial do seio, posicionado anteromedialmente. Devido a esta localização, a gravidade não ajuda na drenagem. O óstio normalmente mede cerca de 2,4 mm de diâmetro, mas pode variar de 1 a 17 mm. O tamanho do óstio é frequentemente mais pequeno do que a abertura óssea, sendo a maior parte do espaço ocupado pela mucosa.[3]

A parede medial do seio é particularmente importante devido às projecções e sulcos da parede lateral, que podem influenciar a drenagem através do óstio ou obstruí-la. Condições como infecções, rinite alérgica ou traumatismo podem causar inflamação e inchaço nestas vias ou projecções, levando a uma drenagem deficiente.[3] A sinusite crónica ocorre quando o processo normal de drenagem é interrompido ou bloqueado.

Fornecimento de nervos e sangue

A inervação sensorial do seio maxilar é fornecida pelo ramo maxilar do nervo trigémeo, incluindo os seus ramos: o nervo alveolar superior posterior, o nervo alveolar superior anterior, o nervo infra-orbital e o nervo palatino maior.[1] A inervação da mucosa é ainda suportada pelo nervo alveolar superior médio, enquanto o nervo palatino maior inerva o óstio.

O suprimento de sangue para o seio maxilar vem de ramos da artéria maxilar interna, incluindo a artéria infra-orbital (que corre ao lado do nervo infra-orbital no assoalho da órbita), os ramos laterais das artérias esfenopalatina e palatina maior, e as artérias alveolares superiores posterior, média e anterior.[1] A drenagem venosa é dirigida anteriormente para a veia facial e posteriormente para a veia maxilar, a veia jugular e o sistema do seio dural.[1]

A drenagem linfática é efectuada através de uma rede de vasos linfáticos que ligam o plexo pterigopalatino à trompa de Eustáquio e à nasofaringe, sendo os gânglios linfáticos primários para os seios paranasais os gânglios linfáticos cervicais laterais e retrofaríngeos.

Função e fisiologia do seio maxilar:

O seio maxilar tem várias funções importantes:

- Humidifica e aquece o ar que respiramos.
- Ajuda a regular a pressão dentro da cavidade nasal.
- Aumenta a superfície disponível para o cheiro.

- Reduz o peso do crânio.
- Contribui para a ressonância do som e para a absorção de choques, atenuando potencialmente as lesões cerebrais.
- Ajuda no movimento do muco e de outras secreções em direção à abertura do seio.

Fisiopatologia do seio maxilar:

Antes de realizar qualquer procedimento de elevação do seio maxilar, é crucial abordar e tratar a sinusite maxilar crónica ou persistente. A sinusite crónica pode resultar de problemas com o fluxo mucociliar, que prejudica a drenagem normal através da abertura do seio, infecções (virais ou bacterianas) do trato respiratório superior, ou inflamação e bloqueio do complexo ostiomeatal devido a alergias ou infecções.[1]

Técnicas de imagiologia radiográfica convencional:

Na implantologia dentária, as avaliações radiográficas dentárias iniciais envolvem normalmente radiografias periapicais e panorâmicas. As radiografias panorâmicas são particularmente úteis para avaliar a morfologia do seio maxilar e medir a altura do osso residual.[4] As radiografias periapicais oferecem pormenores adicionais, como a altura do osso e patologias próximas. Estas técnicas de imagiologia fornecem medições cruciais para a seleção do tamanho do implante, estrutura óssea e densidade. [5] No entanto, as medições da altura óssea podem diferir entre as radiografias periapicais e panorâmicas devido à distorção destas últimas e à configuração do fundo do seio.[6]

Aplicações clínicas:

Avaliação do aumento do seio maxilar:

O aumento do seio maxilar é um método fiável para aumentar a altura vertical do osso na área do seio para suportar implantes dentários. Existem duas técnicas principais para o enxerto do seio maxilar: a técnica da janela lateral e a técnica do osteótomo.[7] A técnica do osteótomo é adequada quando existe pelo menos 5 mm de altura óssea residual na maxila posterior. Se a altura óssea for menor, a técnica da janela lateral pode ser utilizada para obter uma espessura óssea adequada para a colocação do implante. Independentemente da técnica escolhida, é essencial efetuar um exame pré-cirúrgico minucioso e uma avaliação radiológica para planear eficazmente a cirurgia e a colocação do implante. A avaliação da altura do osso residual com radiografias periapicais ajuda a determinar se deve ser utilizada a técnica da janela lateral ou do osteótomo.[7]

Avaliação da proximidade do seio durante o aumento indireto do seio:

No aumento indireto do seio, o procedimento começa com uma osteotomia inicial utilizando uma broca helicoidal de 2 mm para penetrar 1 mm no pavimento do seio. Para avaliar a proximidade do seio, é utilizada uma radiografia periapical com um indicador direcional. Quando se confirma que a extremidade apical da osteotomia se encontra a cerca de 1 mm do fundo do seio, como se pode ver na radiografia, é utilizado o osteótomo mais pequeno para induzir uma fratura no fundo do seio.[8]

Avaliação da osteointegração pós-colocação de implantes:

Após a cicatrização, o sucesso da osteointegração do implante pode ser avaliado através de radiografia periapical, que oferece uma elevada resolução espacial. Se uma radiografia periapical mostrar radiolucência peri-implantar, isso sugere que a osseointegração não foi alcançada. Este facto também pode ser confirmado clinicamente através da verificação da mobilidade do implante.[8] A fibrointegração, em que o implante está rodeado por tecido conjuntivo fibroso, resulta normalmente em mobilidade.

Limitações:

A radiografia periapical tem várias limitações devido às suas restrições geométricas e anatómicas. Frequentemente sofre de falta de padronização entre imagens seriadas, levando a uma baixa reprodutibilidade.[4] Além disso, as radiografias periapicais fornecem uma visão bidimensional da anatomia tridimensional, dificultando a avaliação da largura vestibulolingual do seio ou a espessura da sua parede vestibular. Isto resulta numa precisão de diagnóstico reduzida e só pode cobrir uma pequena área, abrangendo aproximadamente três dentes, o que pode não captar todos os pormenores relevantes para os procedimentos de enxerto sinusal.[4] Consequentemente, as radiografias periapicais são inadequadas para uma avaliação abrangente do seio maxilar e devem ser utilizadas juntamente com outras técnicas de imagiologia, como a radiografia panorâmica ou a CBCT.[5]

Para avaliar o ajuste dos componentes do implante, a radiografia periapical desempenha um papel crucial. Pode ser um desafio confirmar visualmente o alinhamento do feixe de raios X na interface implante-pilar com precisão. Um dispositivo de fixação de película personalizado, adaptado da XCP, pode assegurar que o feixe de raios X está perpendicular ao implante e ao pilar, ajudando a obter imagens exactas.

Ao examinar implantes aparafusados durante a fase de integração, é essencial que a radiografia periapical mostre claramente roscas nítidas e não sobrepostas em ambos os lados do implante para avaliar com precisão as condições ósseas peri-implantares. É necessário um ângulo de projeção vertical ideal, com o feixe de raios X dirigido perpendicularmente ao eixo longo do implante, para produzir uma radiografia de diagnóstico de alta qualidade para avaliar a perda óssea peri-implantar. No entanto, a avaliação do nível ósseo da crista peri-implantar está limitada às áreas interproximais devido à sobreposição com os ossos bucais e linguais.[9]

Radiografia panorâmica:

A radiografia panorâmica é uma técnica de imagiologia preferida devido à sua rapidez, comodidade e disponibilidade. Geralmente serve como uma imagem geral, permitindo a avaliação de estruturas anatómicas como o seio maxilar. A visão ampla proporcionada por uma radiografia panorâmica pode ajudar a determinar se são necessárias imagens mais detalhadas, como radiografias periapicais, para áreas específicas de preocupação. Oferece uma visão abrangente da região maxilofacial, incluindo os seios maxilares, os dentes adjacentes e as estruturas ósseas, tudo captado numa única imagem com uma dose de radiação mais baixa em comparação com uma série de radiografias de boca inteira.[10] A radiografia panorâmica pode ser utilizada juntamente com outras técnicas de imagiologia, como a radiografia periapical, a tomografia convencional e a tomografia computorizada.[10]

Aplicações clínicas:

Avaliação das estruturas anatómicas e da morfologia do seio:

A radiografia panorâmica é útil para avaliar a anatomia e a morfologia do seio maxilar. A identificação dos septos sinusais é crucial nos procedimentos de aumento do seio, uma vez que a sua presença pode aumentar o risco de perfuração da membrana Schneideriana durante a elevação do seio. As radiografias panorâmicas pré-cirúrgicas podem ajudar a evitar tais complicações.[11] A perfuração da membrana Schneideriana pode levar a sinusite maxilar.

Deteção de anomalias patológicas e neoplasias malignas:

As radiografias panorâmicas podem revelar várias condições patológicas do seio maxilar, incluindo hiperplasia da mucosa, espessamento, pseudocistos antrais e cistos de retenção de muco.[12] O espessamento da mucosa, tipicamente associado a problemas odontogénicos, tais como dentes maxilares posteriores não vitais, abcessos periodontais, raízes retidas, dentes encravados ou impactados, dentes cariados extensos e fístulas oro-antrais, só é visível radiograficamente quando atinge uma espessura de 2 mm ou mais.[12]

Limitações:

A radiografia panorâmica tem algumas limitações, particularmente na região anterior, onde a nitidez da imagem pode ser fraca. A técnica pode introduzir diferentes ampliações nos planos horizontal e vertical e carece de pormenores tridimensionais.[13] Para uma avaliação inicial mais exacta de um local de implante, a radiografia panorâmica é frequentemente utilizada em combinação com imagens periapicais. Devido à sobreposição de estruturas anatómicas, a radiografia panorâmica por si só é insuficiente para detetar os septos do seio maxilar.[10]

PROCEDIMENTO CLÍNICO PARA A TÉCNICA DA JANELA LATERAL

Incisão e desenho do retalho: A incisão começa com um corte em bisel horizontal colocado 1-2 mm palatino à crista alveolar e, no mínimo, a 4-6 mm de distância do limite esperado do tecido duro. Isto cria uma janela que permite a elevação direta do seio e a colocação simultânea de implantes. As incisões verticais de libertação vestibular são efectuadas nas extremidades mesial e distal da incisão horizontal (Fig. 1A). Um retalho de espessura total é então levantado a partir do lado da crista até aproximadamente 4-6 mm apicalmente para além do bordo superior do contorno da janela óssea (Fig.1B). A obtenção do encerramento primário é geralmente simples, mesmo quando se efectua simultaneamente o aumento ósseo lateral e a elevação do seio.

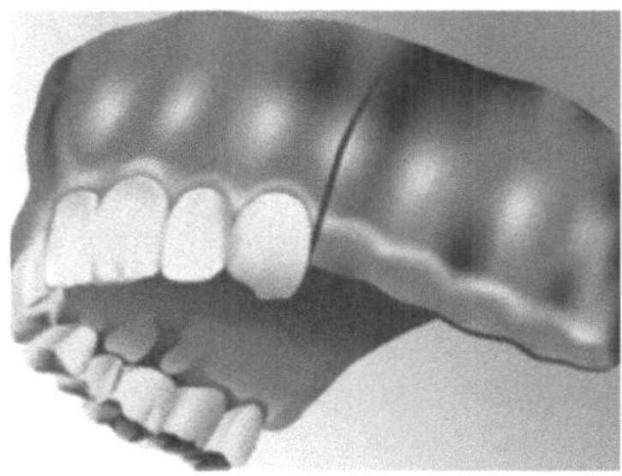

Fig. 1A Incisão

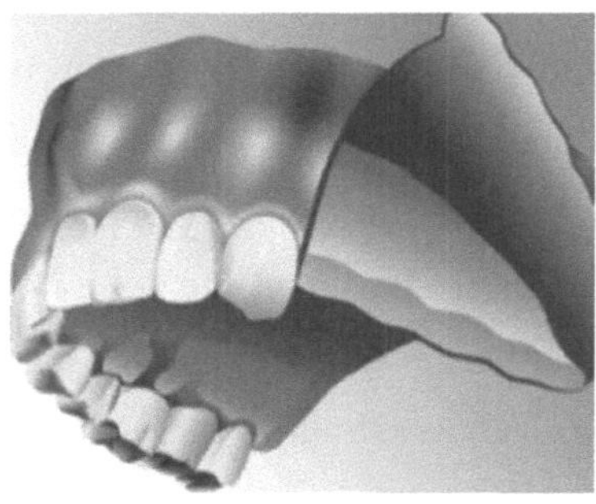

Fig.1B Aba de espessura total

Contorno da janela óssea: No lado lateral do alvéolo vestibular, é criado o contorno da janela. O tamanho desta janela é ditado pela área destinada ao enxerto na face vestibular. A forma da osteotomia (janela) pode ser oval ou retangular (Fig.1C). O limite inferior da janela deve estar cerca de 3-5 mm acima do fundo do seio. O tamanho do limite superior da janela é determinado pelo comprimento do implante, com o limite mesial a estender-se até à distal do canino e o limite distal a alcançar a área da tuberosidade, ajudando no alinhamento correto da colocação do implante mesio-distal.

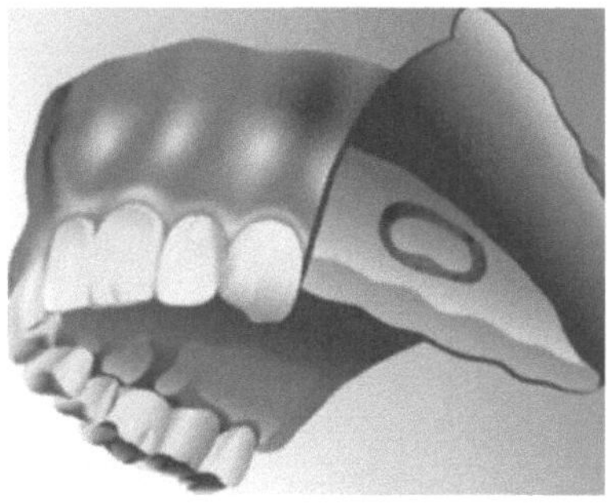

Fig.1C Preparação da janela

Preparação da janela óssea: É utilizada uma peça de mão de alta velocidade, dependendo da qualidade e espessura da parede vestibular, o que pode ser tecnicamente difícil, mas é eficiente.[14] Para delinear toda a extensão da osteotomia, é utilizada uma broca redonda de diamante n.º 4, 6 ou 8 com irrigação abundante de soro fisiológico (Fig. 1D). A osteotomia é aprofundada com movimentos suaves de varrimento até o osso se tornar fino e translúcido, revelando a cor cinzenta/vermelha subjacente da membrana do seio (Fig. 1E), seguida da preparação de uma ilha óssea (Fig. 1F).

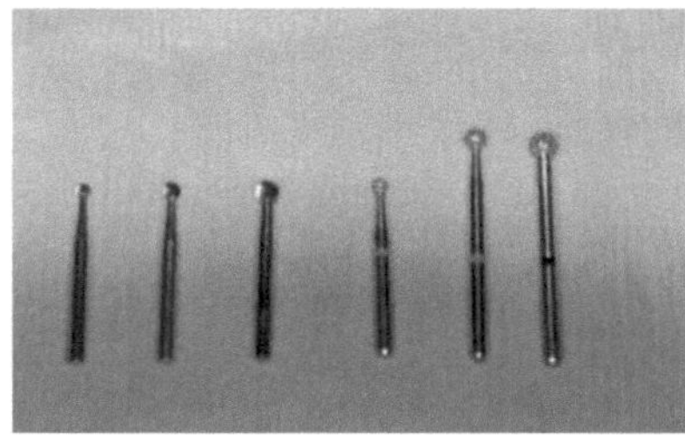

Fig.1D Broca redonda de metal duro e diamante

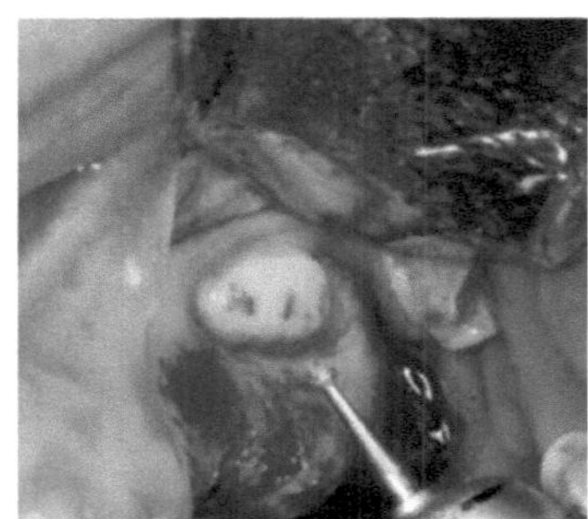

Fig.1E Preparação da janela óssea

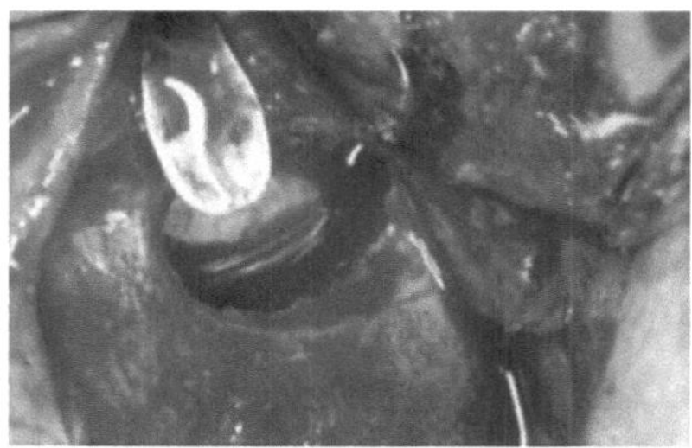

Fig.1F Ilha Bony

Elevação da membrana do seio: A membrana é cuidadosamente separada, começando pelo aspeto apical e depois pelos lados mesial e distal. Depois de libertar inicialmente o bordo inferior, mesial, distal e superior da membrana sinusal em cerca de 3-5 mm, continue a separá-la da parte inferior da cavidade sinusal em direção à parede medial (Fig. 1G). Assegurar que a membrana é levantada o suficiente para acomodar o comprimento do implante.

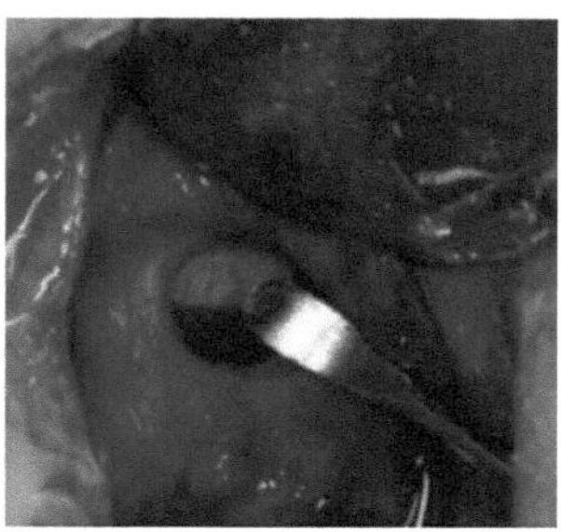

Fig.1G Elevação da membrana Schneideriana

Materiais de enxerto ósseo e membrana de barreira: Para o aumento do seio maxilar, os materiais de enxerto ósseo podem incluir aloenxertos ósseos liofilizados (FDBA), xenoenxertos bovinos (Endobon), xenoenxertos equinos (Equimatrix), uma combinação de hidroxiapatite e fosfato β-tricálcico (OSTEON) e fosfato β-tricálcico com materiais de engenharia de tecidos como a rhBMP-2 (Fig. 1H). Os materiais osteocondutores actuam como suportes para a formação de novo osso, fornecendo uma estrutura para os osteoblastos da margem do defeito formarem novo osso. Os materiais osteoindutores estimulam as células osteoprogenitoras a diferenciarem-se em osteoblastos, encorajando a formação de novo osso. As taxas de sobrevivência dos implantes colocados em vários materiais de matriz óssea particulada, isoladamente ou em combinação, são geralmente semelhantes.[14] Pode ser utilizada uma membrana de barreira para cobrir a janela da parede lateral, o que pode melhorar as taxas de sucesso do implante (Fig.1I). As suturas são colocadas para aproximar as margens do retalho e ajudar a manter o fecho do retalho durante as fases iniciais da cicatrização, assegurando que são aplicadas sem trauma adicional no local.[15]

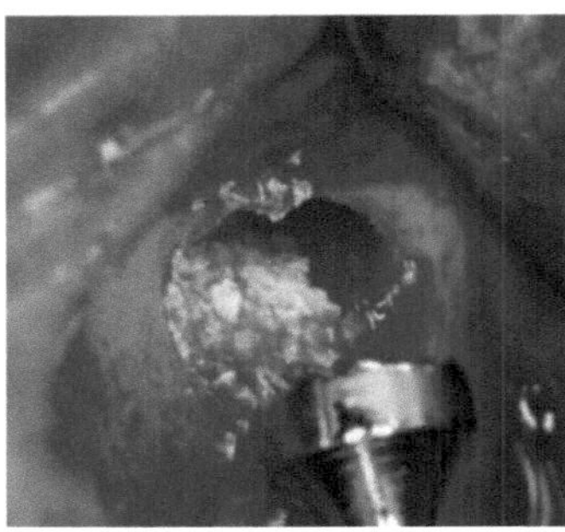

Fig.1H Enxerto ósseo colocado na cavidade sinusal

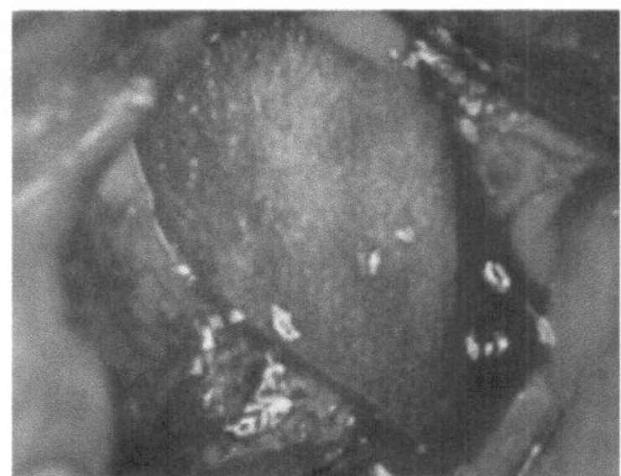

Fig.1I Colocação da membrana de barreira

Evitar e gerir as complicações: Apesar das elevadas taxas de sucesso dos implantes em seios maxilares enxertados, podem ocorrer complicações. É crucial avaliar a anatomia e a fisiologia do seio maxilar antes do procedimento.[1] Uma história médica e dentária completa, uma avaliação clínica e um exame radiográfico são essenciais para minimizar os riscos. As complicações comuns da cirurgia de elevação do seio maxilar incluem perfuração da membrana Schneideriana, hemorragia excessiva e sinusite maxilar pós-operatória, embora as causas da infeção sinusal nem sempre sejam claras.[16]

Histórico médico e exame radiográfico para elevação do seio

Historial médico: As condições sistémicas, como a diabetes não controlada ou outras imunodeficiências, podem afetar a cicatrização de feridas e a integração do implante. Por conseguinte, é fundamental efetuar uma análise completa do historial médico antes de realizar a elevação do seio maxilar. Se o doente tiver um historial de utilização de bisfosfonatos, é essencial consultar um médico especialista para evitar o risco de osteonecrose do maxilar.[17] Além disso, a radioterapia na cabeça e no pescoço pode aumentar o risco de osteoradionecrose se a cirurgia for efectuada. Para minimizar as complicações pós-operatórias, os doentes devem evitar a desidratação, a inalação de poluentes, a exposição a baixas temperaturas, o ar seco e os descongestionantes.[16]

Exame radiográfico: A avaliação das condições da mucosa do seio maxilar pode ser efectuada com radiografias convencionais. As radiografias periapicais de técnica paralela básica revelam a perda óssea e a patologia periapical, que podem afetar as condições pré-operatórias do seio e as infecções pós-cirúrgicas do enxerto ou do seio, especialmente se existir uma infeção periapical perto ou dentro do seio. As radiografias panorâmicas fornecem uma visão bidimensional do tamanho aproximado do seio nasal em várias dimensões. A projeção de Waters é útil para avaliar a clareza do seio antes do aumento; se mostrar opacidade do seio, pode ser necessário um exame endoscópico.[16]

A extração de dentes perto do seio maxilar pode causar o alargamento do seio devido à atividade osteoclástica e à reabsorção óssea. As imagens de TC oferecem informações detalhadas sobre a forma, o volume e a crista óssea circundante do seio, em comparação com as radiografias periapicais ou panorâmicas. O conhecimento das dimensões do óstio - uma abertura elíptica com 7-11 mm de comprimento e 2-6 mm de largura, localizada na parede medial do seio maxilar, acima do primeiro molar - ajuda a evitar o enchimento excessivo do seio e o bloqueio do óstio durante e após a elevação da janela lateral do seio.[18]

Prevenção de hemorragia: A hemorragia excessiva durante a elevação do seio da janela lateral pode ser atenuada através da compreensão da localização das artérias intra-ósseas na parede lateral do seio. Estas artérias encontram-se a menos de 16 mm da crista da crista em 20% dos doentes. As imagens de TC ajudam a planear a janela lateral para evitar estas artérias. Se for inevitável, o médico deve estar preparado para gerir a hemorragia utilizando técnicas como o clampeamento, o esmagamento do osso, o cautério, a aplicação de cera óssea, a sutura ou outros métodos (Fig. 1J).[16]

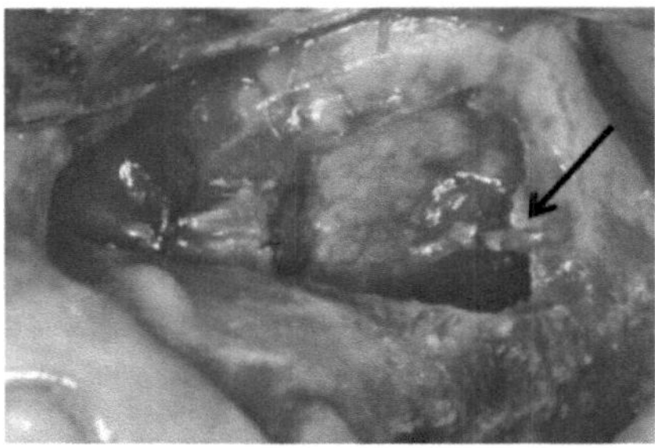

Fig1J. Ligadura da artéria maxilar

TÉCNICA AVANÇADA DE JANELA LATERAL

Cirurgia óssea piezoeléctrica: As técnicas piezoeléctricas para a elevação do pavimento sinusal foram desenvolvidas para minimizar as complicações, reduzir a morbilidade do doente e encurtar o tempo e os custos do tratamento, melhorando simultaneamente a previsibilidade.[19] Este método utiliza micro-vibrações ultra-sónicas para um corte preciso e seletivo de tecidos duros, preservando simultaneamente os tecidos moles circundantes e as estruturas vitais, como os nervos e os vasos sanguíneos.[19]

O sistema de piezocirurgia inclui uma unidade de alimentação com acessórios para uma peça de mão e fluido de irrigação, que pode ser soro fisiológico normal ou água esterilizada, juntamente com uma peça de mão equipada com várias inserções de pontas e uma bomba peristáltica ajustável. Funcionando a uma frequência de 25-29 kHz, o sistema gera micro-vibrações com amplitudes entre 60-210μm e fornece mais de 5W de potência, permitindo um corte preciso de tecidos duros. As frequências superiores a 50 kHz são utilizadas para cortar tecidos moles e neurovasculares.[19]

Aplicações da tecnologia piezocirúrgica em procedimentos de janela lateral:

A piezocirurgia utiliza pontas especialmente concebidas que criam vibrações ultra-sónicas na superfície interna das paredes da janela. A pressão hidropneumática do fluido de irrigação, combinada com o efeito de cavitação, facilita a elevação da membrana Schneideriana.[19] Estudos demonstraram que a incidência de perfuração da membrana sinusal com piezocirurgia é reduzida para 3,6% a 7%, em comparação com taxas mais elevadas com instrumentos rotativos e manuais convencionais.[20]

O dispositivo de piezocirurgia Mectron funciona com uma frequência de ressonância entre 24.000 e 29.500 Hz, com frequências de oscilação forçada de 10 a 60 Hz.[21] Esta configuração permite um corte ósseo preciso e seletivo com o mínimo de danos nos tecidos moles e promove uma melhor cicatrização. O kit de elevação do seio maxilar inclui ferramentas como OT1, OT5, EL1, EL2 e EL3 para preparar a janela óssea e elevar a membrana do seio maxilar (Fig.2A).[21]

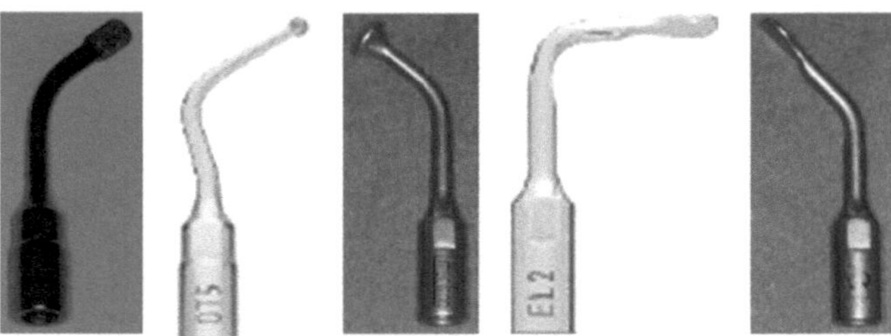

Fig.2A Inserções de elevação do seio maxilar Mectron Piezosurgery

Passos cirúrgicos com piezocirurgia:

1. **Elevação do retalho:** Elevar um retalho de espessura total (Fig.2B).

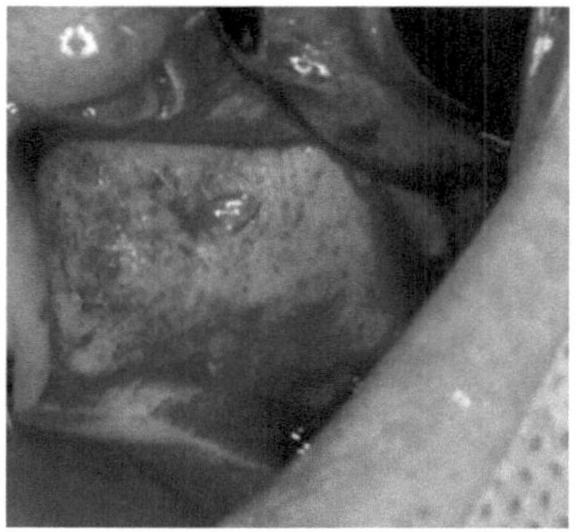

Fig.2B Retalho de espessura total elevado

2. **Osteotomia da janela óssea:** Reduzir a espessura da parede lateral do seio até que a sombra escura da cavidade do seio se torne visível. Para este passo, utilize o inserto de osteoplastia OP5 ou OT5 do sistema Mectron. Diluir a parede até 1 mm ou menos e delinear a janela com os insertos de osteotomia da janela óssea do seio maxilar OT1 (bisturi de diamante) ou OT5 (diamante redondo). O tamanho e a forma da janela dependem do número e da colocação do implante (Fig.2C).

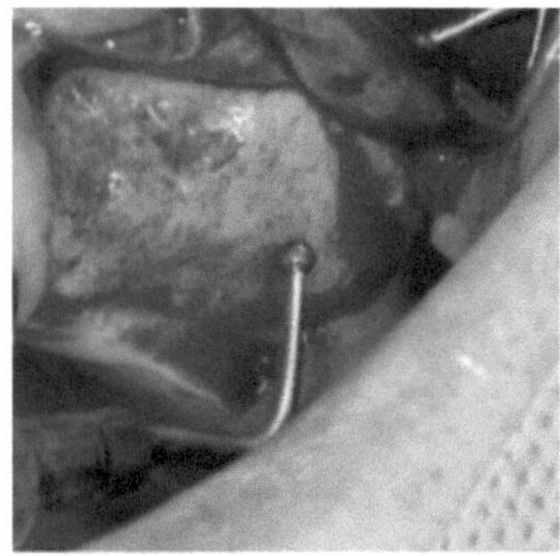

Fig.2C Osteotomia da janela óssea

3. **Separação da membrana sinusal:** Utilizar o separador de membrana sinusal EL1 para elevar internamente a membrana Schneideriana até 2 mm à volta das margens da janela, reduzindo a tensão da membrana e ajudando na elevação manual (Fig. 2D).

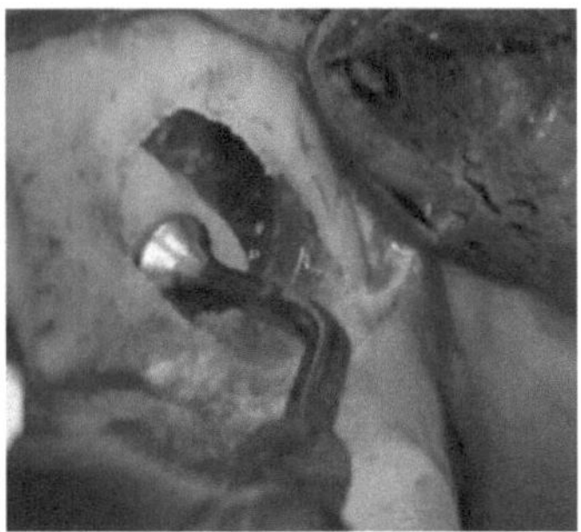

Fig.2D Separação da membrana sinusal

4. **Elevação da membrana sinusal:** Elevar ainda mais a membrana Schneideriana utilizando os elevadores não cortantes EL2 e EL3 (Fig. 2E).

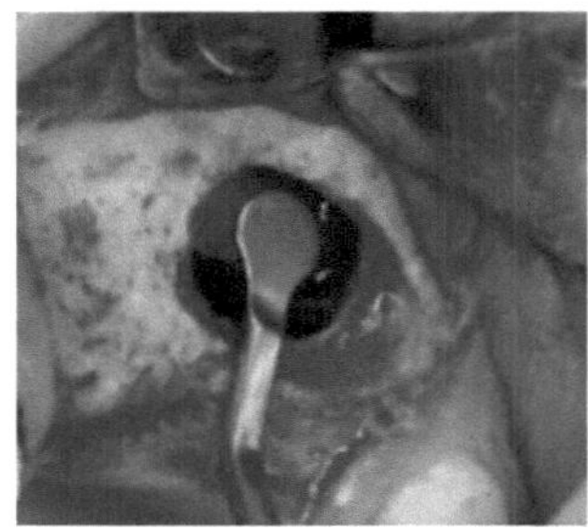

Fig.2E Elevação da membrana sinusal

5. **Elevação manual da membrana:** Separar a membrana Schneideriana dos aspectos apical, mesial e distal da cavidade do seio. Depois de separar a membrana da área apical e do bordo superior em 3-5 mm, separá-la da parede medial através da parte inferior da cavidade do seio.
6. **Colocação do enxerto ósseo e da membrana de barreira:** Quando a membrana Schneideriana estiver elevada, colocar o enxerto ósseo na cavidade sinusal (Fig. 2F), seguido do posicionamento de uma membrana de barreira para cobrir a janela da parede lateral.

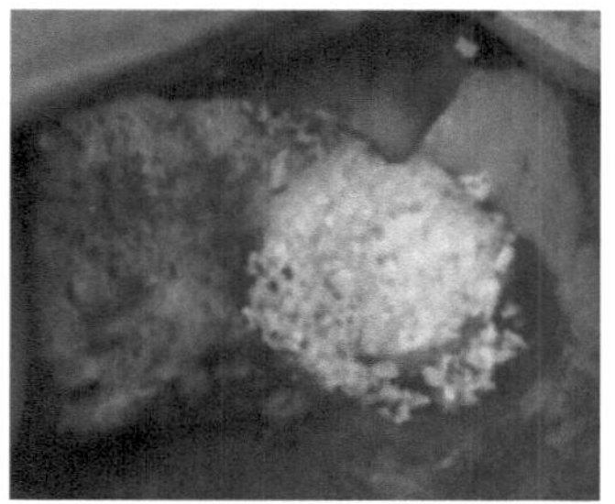

Fig.2F Colocação do enxerto ósseo

PROCEDIMENTOS CLÍNICOS PARA A ABORDAGEM TRANSALVEOLAR COM OSTEÓTOMO

Desenho da incisão: A abordagem com osteótomo transalveolar é mais conservadora no desenho do retalho em comparação com a técnica da janela lateral. Neste método, a reflexão do retalho é limitada à área da crista, minimizando os danos ao suprimento vascular da parede lateral do seio. O procedimento envolve a compactação do osso alveolar com um martelo cirúrgico e a preparação da osteotomia com uma série de osteótomos batidos na direção apical em direção ao pavimento do seio maxilar. No caso de osso denso, são utilizados osteótomos e brocas.

Etapa I: O procedimento começa com a decisão de levantar ou não um retalho. Uma abordagem sem retalho é adequada quando existe gengiva queratinizada suficiente e não existem cortes inferiores na zona vestibular e na largura do rebordo alveolar. Se for necessário um retalho, uma incisão na crista com reflexão de retalho de espessura total expõe o osso alveolar subjacente (Fig. 3A). Pode ser acrescentada uma incisão vertical se houver tensão no retalho. Tanto nas técnicas com retalho como nas técnicas sem retalho, é utilizada uma broca redonda para marcar o local do implante.

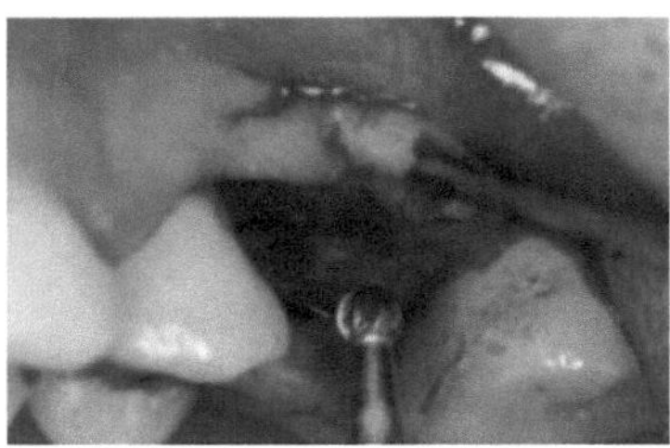

Fig.3A Aba elevada

Etapa II: Preparar o local do implante utilizando uma broca cilíndrica de 2 mm, perfurando a uma profundidade de 1 mm abaixo do pavimento do seio maxilar para evitar perfurar a membrana Schneideriana (Fig. 3B).

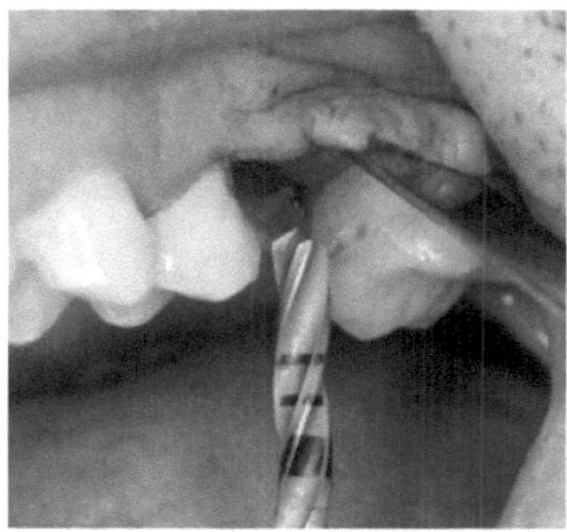

Fig.3B Preparação do local do implante

Etapa III: Verificar a integridade do córtex sub-sinusal e a posição do implante, efectuando um exame radiográfico periapical com um pino guia de 2 mm (Fig. 3C).

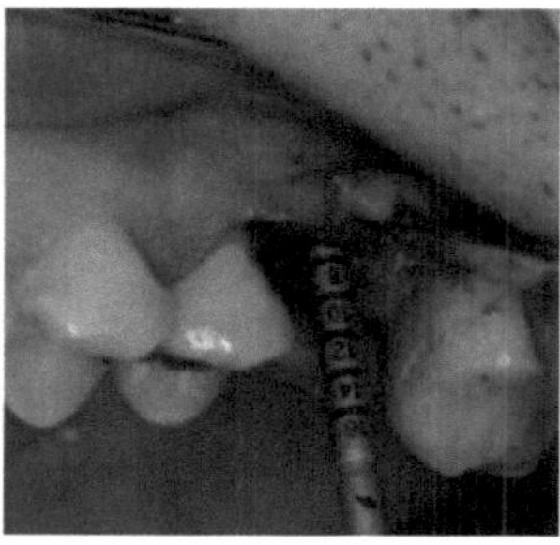

Fig.3C Colocação da cavilha-guia

Etapa IV: Expandir a osteotomia até à profundidade pretendida com uma broca cilíndrica de 3 mm, assegurando que fica 1 mm abaixo do pavimento do seio (Fig. 3D).

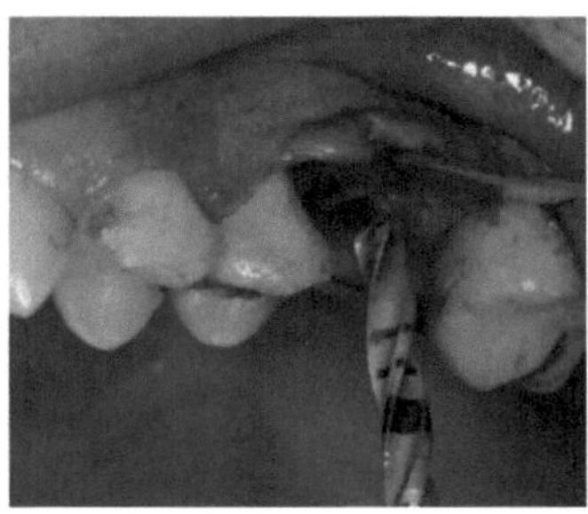

Fig.3D Osteotomia alargada

Etapa V: Adicionar material de enxerto à osteotomia antes de elevar a membrana Schneideriana, mantendo o volume do enxerto a uma altura não superior a 2-3 mm. Isto ajuda a evitar a perfuração da membrana durante o processo de elevação (Fig.3E).

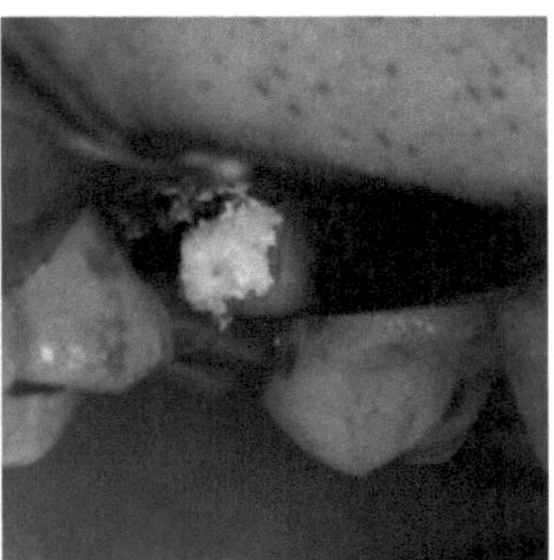

Fig.3E Adição de enxerto ósseo

Etapa VI: Introduzir um osteótomo de 3 mm na osteotomia e avançar com uma ligeira maleação. A força necessária varia consoante a densidade óssea. Se o osteótomo não progredir, pode ser utilizado um instrumento piezocirúrgico ou uma broca redonda de pequeno diâmetro para penetrar no osso apical denso (Fig. 3F).

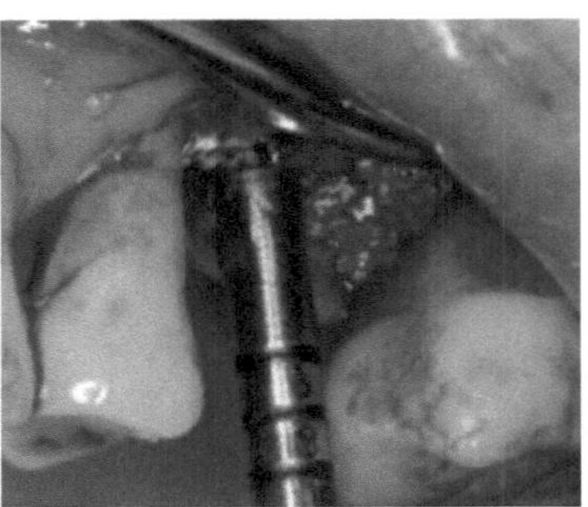

Fig.3F Corte ligeiro com osteótomo

Etapa VII: Quando o osteótomo atingir o pavimento do seio e fraturar o osso cortical, empurrar o osso restante para dentro da cavidade do seio para elevar a membrana do seio. Avançar o instrumento 2 mm mais profundamente de cada vez, adicionando material de enxerto ósseo à osteotomia para evitar a perfuração da membrana Schneideriana.

Etapa VIII: Alargar a osteotomia com um osteótomo de 3,5 mm de diâmetro quando for atingida a altura pretendida. Continuar a alternar entre adicionar material de enxerto e bater com o osteótomo até atingir a elevação do seio necessária.

Etapa IX: Testar a resistência, inserindo o osteótomo final ou o pino-guia até ao comprimento pretendido.

Passo X: Adicionar material de enxerto adicional à osteotomia antes da colocação do implante. A inserção do implante irá deslocar ainda mais o material apicalmente e lateralmente, esticando a membrana Schneideriana. A adição de 2-3 mm de material de enxerto ósseo à volta do ápice do implante pode aumentar a estabilidade primária do implante.

Técnicas avançadas

Técnica de elevação do seio maxilar com balão: A técnica de elevação do seio maxilar com balão foi desenvolvida para minimizar o risco de perfuração da membrana sinusal (Fig. 4A). O balão sinusal Zimmer foi especificamente concebido para elevar suave e uniformemente a membrana Schneideriana.[22] Este dispositivo de balão também permite estimar a quantidade de material de enxerto ósseo necessário - 1 cc de solução salina utilizado para insuflar o balão corresponde aproximadamente a 1 cc de material de enxerto. Tipicamente, 1 cc de solução salina pode elevar a membrana sinusal em cerca de 6 mm. Existem três modelos de balões disponíveis (Fig.4B):

1. **Design angular:** Adequado para a abordagem da janela lateral/Caldwell-Luc.
2. **Desenho reto:** Destinado à abordagem crestal/Summers.
3. **Design micro-mini:** Também utilizado na abordagem crestal/Summers para casos que requerem um diâmetro mais pequeno (1,9 mm).

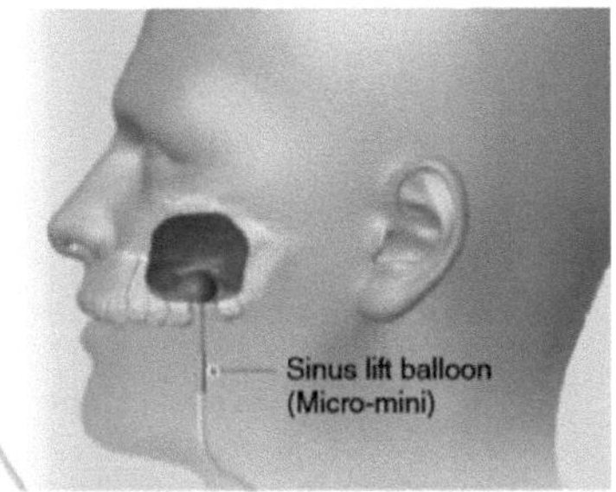

Fig.4A Elevação do seio maxilar com balão

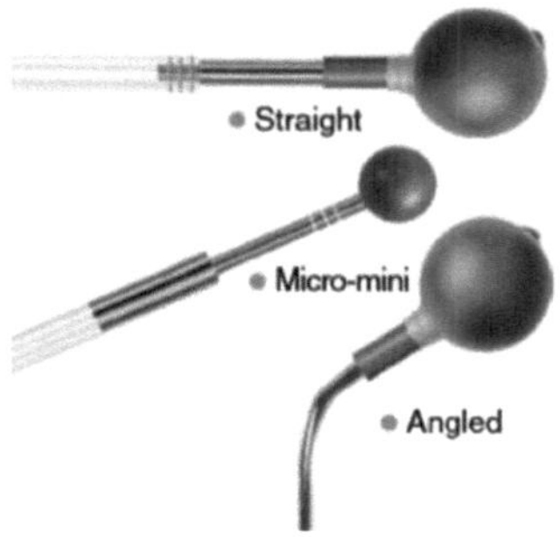

Fig.4B Tipos de instrumentos de balão

Procedimentos clínicos:

1. **Criação de acesso:** Começar com uma broca piloto de 2 mm para criar uma osteotomia inicial, parando 1-2 mm antes do pavimento do seio (Fig. 4C). Pode ser utilizado um osteótomo de pequeno diâmetro para penetrar no pavimento do seio, com um pino guia a indicar a profundidade da osteotomia.

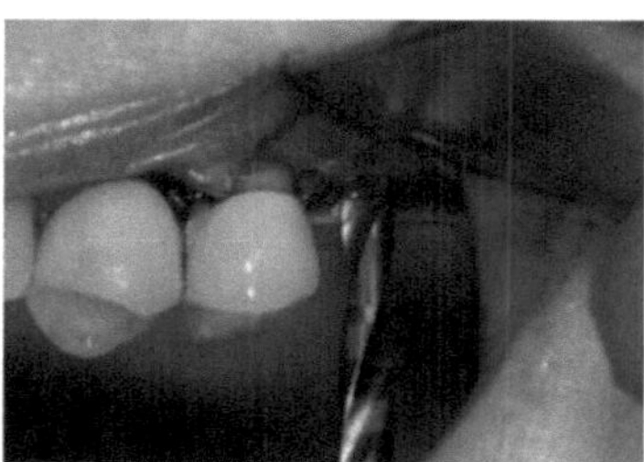

Fig.4C Acesso criado

2. **Inserção do balão Sinus Lift:** Antes da inserção, insuflar e esvaziar o balão várias vezes com solução salina normal fora da cavidade sinusal. Evitar a inserção excessiva do tubo metálico no seio para reduzir o risco de lacerações da membrana (Fig.4D).

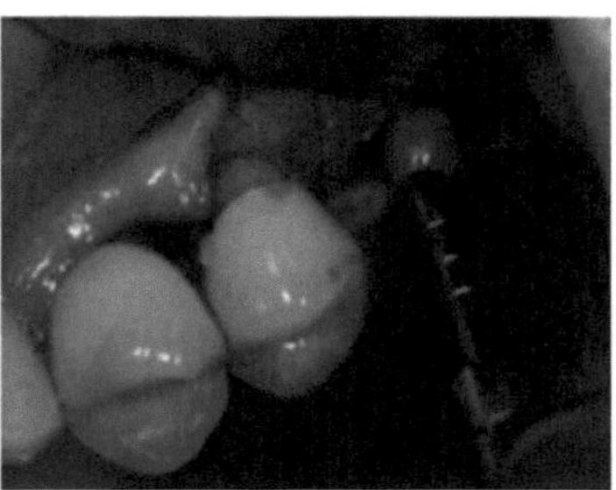

Fig.4D Inserção do instrumento balão

3. **Descolar a membrana sinusal:** Uma vez colocado o balão, insuflá-lo com solução salina normal. Normalmente, 1 cc de solução salina pode elevar a membrana sinusal em aproximadamente 6 mm.
4. **Colocação do material de enxerto ósseo:** Inserir o material de enxerto ósseo através do local da osteotomia. O enxerto pode ser visualizado através de radiografia.
5. **Colocação do implante dentário:** Um implante dentário pode ser colocado durante o mesmo procedimento, se necessário.

Técnica de elevação hidráulica do seio nasal: A técnica de elevação hidráulica do seio maxilar minimiza a ação de batimento utilizada nas elevações do seio maxilar com balão, empregando pressão hidráulica para elevar o pavimento do seio maxilar.[22] Esta técnica envolve a utilização de uma peça de mão dentária de alta velocidade com um spray de exaustão de ar/água ou um jato de água não controlado de uma seringa de plástico para separar a membrana Schneideriana do pavimento do seio.[23] A pressão hidráulica é utilizada para soltar suavemente a membrana.

Para conseguir uma pressão hidrostática controlada, foi introduzido o conceito de "elevação hidrostática controlada do seio nasal".[24] Este método utiliza uma bomba calibrada, controlada manualmente, e um medidor com sensor de pressão para distribuir uniformemente a pressão num sistema fechado, elevando suavemente a membrana Schneideriana de forma uniforme em todos os pontos de fixação.[24]

Protocolo cirúrgico:

1. **Criar acesso:** Efetuar uma osteotomia inicial com uma broca piloto de 2 mm, parando a 1-2 mm do pavimento do seio (Fig. 5A). Uma broca piezocirúrgica de diamante também pode ser usada para perfurar suavemente o assoalho do seio, minimizando os danos à membrana Schneideriana.

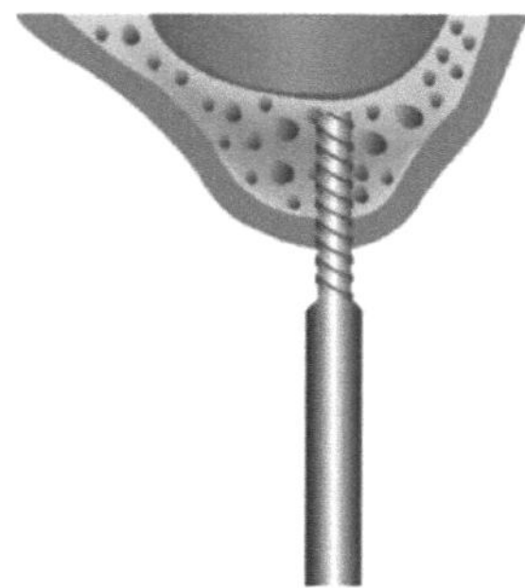

Fig.5A Acesso criado

2. **Descolamento inicial da membrana sinusal:** Depois de retirar o ar da tubagem, inserir uma cânula Luer-Lock com um tampão cónico (2 mm de diâmetro) no local da osteotomia, pressionando-a confortavelmente contra o pavimento do seio (Fig. 5B). Bombear lentamente solução salina normal para o sistema fechado para elevar a membrana Schneideriana através de pressão hidrostática. Um sensor de pressão monitorizará a pressão, assegurando que a membrana é elevada sem rasgar. Assegurar que a interface osso-cânula é hermética para evitar fugas.

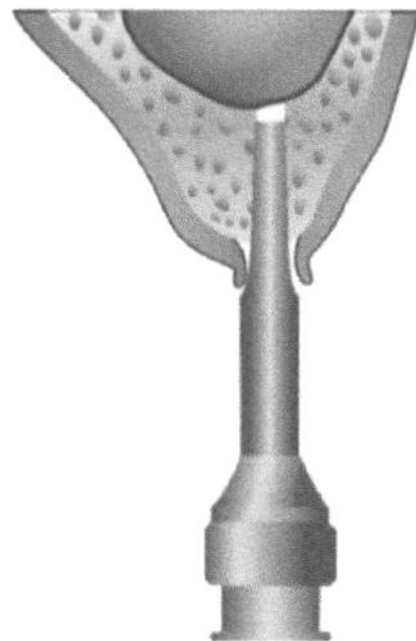

Fig.5B Descolamento inicial da membrana Schneideriana

3. **Elevação da membrana sinusal e colocação de enxerto ósseo:** Depois de conseguir a elevação inicial da membrana, verificar a integridade da membrana. Mudar para uma broca de implante de 3 mm através do local da osteotomia original e repetir a elevação hidrostática controlada do seio maxilar utilizando ferramentas e cânulas maiores, conforme necessário. Depois de atingir a elevação desejada da membrana, colocar materiais de enxerto ósseo através da osteotomia alargada (Fig. 5C).

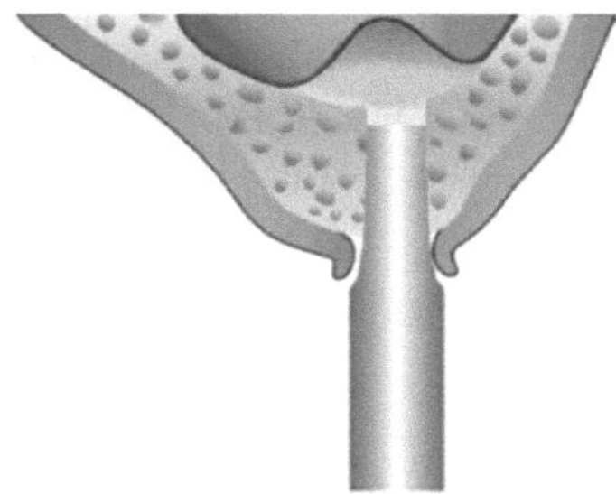

Fig.5C Enxerto ósseo colocado

4. **Colocação do implante dentário:** Dependendo do nível de estabilidade primária alcançado, pode ser inserido um implante dentário no local da osteotomia (Fig. 5D).

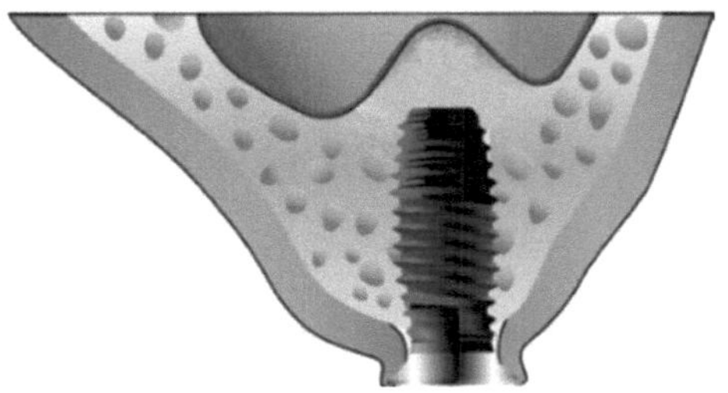

Fig.5D Colocação do implante dentário

GESTÃO PÓS-OPERATÓRIA DA CIRURGIA DE ELEVAÇÃO DO SEIO MAXILAR

Cuidados pós-operatórios: Os cuidados pós-cirurgia de elevação do seio começam com a administração de antibióticos antes do procedimento. As opções mais comuns incluem amoxicilina 500 mg (uma cápsula três vezes por dia durante sete dias) ou cefalexina 500 mg (uma cápsula quatro vezes por dia durante sete dias).[25] Iniciar os antibióticos pelo menos uma hora antes da cirurgia pode ajudar a reduzir o risco de complicações pós-operatórias, como infecções e dores.[25]

Instruções pós-operatórias: Juntamente com a medicação antibiótica e anti-inflamatória, é importante aplicar compressas de gelo no exterior da face para reduzir o inchaço e o desconforto, alternando a cada 15-20 minutos durante as primeiras 24 horas após a cirurgia. Se o inchaço persistir para além do terceiro dia, podem ser utilizadas almofadas térmicas ou compressas quentes e os doentes devem evitar dormir sobre o lado em que foi efectuada a cirurgia. Além disso, os doentes devem ser aconselhados a evitar pressões intra-orais, como espirrar, tossir ou usar palhinhas para beber.

Nas primeiras 24 horas após a cirurgia, é típica alguma hemorragia. Os doentes devem ser informados de que a saliva ligeiramente vermelha não é preocupante. Se a hemorragia continuar, a aplicação de pressão com uma compressa de gaze durante 15-20 minutos pode ajudar. Durante os primeiros 3-4 dias, os doentes devem evitar enxaguar a boca e, em vez disso, utilizar a gravidade para limpar a boca, inclinando a cabeça de um lado para o outro e permitindo que a água saia pela boca aberta. A higiene oral regular deve continuar, excluindo o local da cirurgia, sendo as suturas limpas com uma compressa de algodão embebida em clorexidina a 0,12% duas vezes por dia.[26]

Os doentes podem geralmente manter a sua dieta regular, embora seja recomendada uma dieta suave para evitar perturbar as suturas. É de esperar um desconforto moderado, que pode ser gerido com a aplicação imediata de gelo, a adesão à medicação e uma dieta adequada. Os doentes devem contactar o seu profissional de saúde se tiverem hemorragia excessiva, dor intensa ou inchaço significativo.

COMPLICAÇÕES NA CIRURGIA DE ELEVAÇÃO DO SEIO MAXILAR

Complicações comuns:

1. **Estabilidade primária inadequada:** A falha do implante resulta frequentemente de uma altura ou qualidade óssea insuficiente. Uma altura óssea inadequada pode levar a uma preparação excessiva do local, resultando em traumatismo e comprometimento da estabilidade do implante.[27] Para resolver este problema, pode ser utilizado um implante mais largo ou material de enxerto. A falta de

estabilidade primária pode levar à deslocação do implante para o seio, podendo causar uma fístula oro-antral e problemas legais. Um local mal preparado pode também causar pressão, necrose, atraso na osteointegração, traumatismo de estruturas ósseas vitais, problemas de largura do rebordo ou defeitos mucogengivais após a restauração.

2. **Infeção:** As infecções podem resultar de doenças subjacentes, que podem ser identificadas através de exames de TC pré-operatórios. Outras fontes de infeção incluem a contaminação do local do implante ou do material de enxerto, ou infecções resultantes da perfuração da membrana sinusal. A gestão da infeção envolve a utilização de técnicas estéreis e antibióticos pré-operatórios. As infecções persistentes podem exigir a consulta de um otorrinolaringologista. A higiene oral pré-operatória e pós-operatória, incluindo bochechos com gluconato de clorexidina (0,12%) durante 2 minutos, pode ajudar a reduzir a flora bacteriana.
3. **Perfurações da membrana sinusal:** As perfurações da membrana sinusal ocorrem em 4% a 25% dos casos de osteótomo. Podem resultar de uma elevação excessiva da membrana Schneideriana ou de técnicas rápidas. Para evitar perfurações, a membrana deve ser elevada lentamente. Uma perfuração superior a 2 mm pode levar a uma fístula oroantral, afectando a cicatrização e a osteointegração do implante.
4. **Vertigens:** Em casos de vertigens, a manobra de Epley pode ser efectuada para aliviar os sintomas.[28] Os passos são os seguintes:
   - Sentar-se direito.
   - Vire a cabeça 45° para o lado sintomático e deite-se, permanecendo nesta posição até 5 minutos.

- Rode a cabeça 90° para o lado oposto e mantenha-se nesta posição durante 5 minutos.
- Deite-se de lado, com a cabeça virada para baixo, e mantenha-se nesta posição até 5 minutos.
- Regressar a uma posição sentada e permanecer nessa posição durante 5 minutos.

Esta sequência deve ser repetida três vezes.

INSTRUÇÕES PRÉ-OPERATÓRIAS

Antes da cirurgia, os doentes devem seguir as seguintes diretrizes:

- Comer uma refeição equilibrada antes da consulta, exceto se estiver prevista sedação intravenosa ou anestesia geral, caso em que se deve abster de comer ou beber durante 8 horas antes do procedimento.
- Assegurar uma noite de descanso completa antes da cirurgia.
- Tomar 500 mg de amoxicilina uma hora antes do procedimento. Se tiver alergia à penicilina, substitua-a por 300 mg de clindamicina.
- Tomar 800 mg de ibuprofeno uma hora antes do procedimento, exceto se for alérgico a este medicamento ou se tiver asma.
- Evitar planear o regresso ao trabalho no dia da intervenção.

INSTRUÇÕES PÓS-OPERATÓRIAS

Para o período de recuperação, siga estas instruções:

- **Atividade física:** Repousar durante o resto do dia e manter a cabeça elevada. Evitar qualquer esforço físico, incluindo desporto, durante 2 semanas.
- **Fumar:** Abster-se de fumar.

- **Inchaço:** Aplicar sacos de gelo no rosto, mantendo-os durante 20 minutos e depois retirando-os durante 20 minutos ao longo do dia durante as primeiras 24 horas.
- **Dieta:** Manter uma dieta suave e fresca no primeiro dia e continuar com uma dieta suave durante o resto da semana.
- **Espirros:** Evitar levantar pesos e assoar o nariz. Não tente suprimir os espirros fechando o nariz.
- **Palhinhas e bebidas gaseificadas:** Evitar utilizar palhinhas e beber bebidas gaseificadas durante pelo menos 3 dias.
- **Hemorragia:** É de esperar uma pequena hemorragia do local da cirurgia durante 12 horas e alguma hemorragia do nariz nos 2 dias seguintes.

Medicamentos:

- **Antibióticos:** Tomar amoxicilina 500 mg (uma cápsula três vezes por dia durante 7 dias) ou clindamicina 300 mg três vezes por dia durante 7 dias.
- **Anti-inflamatório:** Utilizar ibuprofeno 800 mg três vezes por dia durante 4 dias, depois conforme necessário para conforto.
- **Bochechos com clorexidina:** Utilizar um bochechos com clorexidina a 1,2% (30 cc) duas vezes por dia durante 10 dias.
- **Medicamentos adicionais:** Pode ser prescrito um anti-histamínico como Benadryl 50 mg de 6 em 6 horas ou um descongestionante como Sudafed 25 mg de 6 em 6 horas para controlo das vias respiratórias e nasais, mas apenas durante um curto período (1-2 semanas).

Cuidados dentários ao domicílio:

- Evite escovar os dentes na zona cirúrgica ou usar fio dental até receber instruções em contrário do seu médico ou do pessoal.
- Continuar a escovar, usar fio dental e outros produtos de higiene dentária para todos os outros dentes como habitualmente.

Acompanhamento:

- Marque uma consulta de seguimento com o seu médico e a sua equipa no prazo de 7 a 10 dias. As suturas serão retiradas ao fim de 2 semanas.

DISCUSSÃO:

A substituição de um dente em falta na região posterior com uma altura de crista vertical e um volume ósseo inadequados entre a crista e o pavimento do seio maxilar tem causado dificuldades na colocação de implantes dentários e na obtenção da estabilidade primária necessária para a taxa de sobrevivência dos implantes a longo prazo. A elevação da membrana do seio seguida da colocação de materiais regenerativos induz a formação de novo osso entre a membrana Schneideriana e a parede do seio, o que permite ganhar estabilidade primária durante a colocação do implante e aumenta as taxas de sobrevivência.[43] A abordagem da janela lateral externa e a abordagem transalveolar interna são as duas principais abordagens cirúrgicas para a elevação do pavimento do seio maxilar.

A abordagem pela janela lateral externa para a elevação do seio maxilar é um procedimento mais invasivo, mas permite a visualização direta da membrana Schneideriana.[65] Nesta técnica, é utilizada uma abordagem Caldwell-Luc modificada, que faz uso de uma osteotomia de fenestração inacabada na face externa do maxilar para elevar a membrana Schneideriana, criando um orifício vazio no pavimento da cavidade antral, que é depois preenchido com materiais de enxerto.[43] A perfuração da membrana Schneideriana é a complicação mais comum da abordagem pela janela lateral, que ocorre ao separar a membrana Schneideriana ou ao fazer a janela óssea para alcançar o seio. Para evitar estas complicações e obter resultados mais previsíveis, foram introduzidas as técnicas piezoeléctricas para a elevação do pavimento do seio. [45]

O sistema de piezocirurgia utiliza microvibrações ultra-sónicas que oferecem cortes precisos, uma ação de corte selectiva que permite o corte de tecidos duros, poupando os tecidos moles e as estruturas vitais circundantes, como nervos e vasos.[28] O sistema de piezocirurgia utiliza uma frequência de 25-29 kHz. Nesta técnica, o kit de elevação do seio maxilar inclui OT1, OT5, EL1, EL2, EL3, que é indicado para a separação da janela óssea e a elevação da membrana Schneideriana. O tempo necessário para preparar a janela lateral é reduzido e pode ser efectuada uma osteotomia mais precisa com esta técnica. A piezocirurgia proporciona cortes mais precisos e uma ação de corte selectiva que permite cortar tecidos duros e tecidos moles e também as estruturas vitais, como nervos e vasos sanguíneos, proporcionando assim uma melhor visibilidade do campo cirúrgico.[59]

A abordagem transalveolar interna para a elevação do pavimento do seio maxilar é um procedimento mais conservador quando comparado com a abordagem da janela lateral externa. A reflexão do retalho é limitada apenas à área da crista na abordagem transalveolar. Esta abordagem reduz os danos no fornecimento vascular da parede lateral do seio maxilar. O método da crista utiliza um martelo cirúrgico para densificar o osso alveolar com um osteótomo. Dependendo da densidade óssea, toda a preparação do local pode ser efectuada com osteótomos.

As técnicas avançadas da abordagem transalveolar incluem a técnica de elevação do seio maxilar com balão e o procedimento de elevação hidráulica controlada do seio maxilar. A elevação do seio maxilar por balão reduz a possibilidade de perfuração da membrana sinusal e o instrumento de balão pode ser utilizado para antecipar a quantidade necessária de material de enxerto ósseo.[32] O balão está disponível em três modelos: reto, micro-mini e angulado. A técnica de elevação do seio maxilar com balão é um procedimento que poupa tempo e que pode ser benéfico em áreas de difícil acesso, quando estão presentes dentes adjacentes e o epitélio frágil será sujeito a um trauma mínimo. A desvantagem da técnica de elevação do seio maxilar com balão é que, quando o balão é insuflado rapidamente, pode rebentar e danificar o revestimento antral. Para elevar o pavimento do seio nasal, a técnica de elevação do seio nasal com balão requer um movimento de batida que pode ser minimizado através da utilização de pressão hidráulica, defendendo o procedimento de elevação hidráulica do seio nasal.[34] Esta pressão hidráulica pode ser aplicada no local da osteotomia através de um jato de ar/água de uma peça de mão dentária de alta velocidade ou de uma seringa de plástico para descolar a membrana Schneideriana do pavimento do seio maxilar.[49]

A complicação mais comum da cirurgia de elevação do seio maxilar é a perfuração da membrana Schneideriana, hemorragia excessiva, sinusite maxilar pós-operatória, falta de estabilidade primária.[48] Um exame médico e dentário completo, bem como um exame clínico e radiográfico, ajudam a minimizar estas complicações. A perfuração da membrana sinusal pode ocorrer devido à elevação da membrana Schneideriana para além da capacidade de adaptação do material de enxerto. Uma elevação lenta e não rápida da membrana Schneideriana ajuda a minimizar o risco de perfuração da membrana sinusal. Se a perfuração da membrana Schneideriana for inferior a 5 mm, pode ser feita uma sutura direta da membrana com vicryl 6/0 ou um remendo com membrana de colagénio.[52] Quando a perfuração é superior a 5 mm, pode ser tratada das seguintes formas: coberta com osso lamelar da janela lateral do seio, coberta com um retalho de almofada de gordura bucal pediculado, pela colocação de um enxerto de bloco ósseo colhido da sínfise da mandíbula ou da área retromolar.[52]

AUTOR	ESTUDO	Materiais e métodos	RESULTADOS	CONCLUSÃO
Moy et al (1993)[41]	Avaliar vários materiais de enxerto que podem ser utilizados para aumentar o seio maxilar, incluindo osso de dador intra-oral.	5 doentes tratados com grânulos de HA misturados com osso cortical do queixo, grânulos de HA misturados com pó de osso desmineralizado, HA isolado e osso cortical do queixo,	Após o enxerto, a formação óssea foi observada em 44% com grânulos de HA combinados com osso do mento, 59,4% com osso do mento isolado, 20,3% com HA isolado e 4,6% com uma mistura	O osso do queixo isolado como material de enxerto é mais significativo do que qualquer outro material de enxerto.

		respetivamente.	de grânulos de HA e pó de osso desmineralizado.	
Bragger et al (1998)[42]	Testar a reprodutibilidade das alterações na altura óssea peri-implantar e avaliar as alterações nos níveis de crista óssea adjacentes a implantes ITI não submersos.	Foram incluídas neste estudo retrospetivo de 5 anos 40 radiografias de pacientes edêntulos que foram submetidos a um tratamento completo com colocação de implantes dentários.	No seguimento de 1 ano, o nível ósseo mediano mesial era de 2,99 mm e o nível ósseo mediano distal era de 2,95 mm.	Existiram limitações metodológicas na avaliação das alterações ósseas lineares em radiografias não idênticas dos implantes.
Nicola et al (1998)[43]	Comparámos 3 métodos diferentes	30 pacientes foram	A altura óssea final revelou que	A técnica do osteótomo pode ser

	para a elevação do seio - 1) Antrostomia lateral como abordagem num passo, 2) Antrostomia lateral como abordagem em dois passos e 3) Técnica de osteótomo com abordagem crestal.	designados e 79 implantes foram instalados em combinaçã o com um material de enxerto ósseo para aumento do seio.	a altura óssea era de 10 mm no procediment o de um passo, 12,7 mm no procediment o de dois passos e 3,5 mm no procediment o de osteótomo.	recomendada quando a RABH tem mais de 6 mm e, em caso de reabsorção grave, recomenda-se uma antrostomia lateral de um ou dois passos.
Rosen et al (1999)[44]	Avaliação retrospetiva do tratamento precoce com a técnica de elevação do pavimento	Foram registados 101 pacientes e foram instalados 174 implantes	Revisão retrospetiva todos os tipos de implantes tiveram uma taxa de sobrevivênc	O procediment o BAOSFE é um método mais seguro para aumentar o fundo do

	sinusal com osteótomo adicionado ao osso (BAOSFE).	utilizando o procedimento BAOSFE.	ia de 93%.	seio.
Vercelloti et al (2001)[45]	Introduzir um método cirúrgico inovador que simplifica muito os procedimentos no seio maxilar, minimizando o risco de perfuração da membrana.	21 Os procedimentos PBWO e PSME foram efectuados em 15 doentes.	Um paciente relatou perfuração da membrana sinusal e o tempo necessário para PBWO foi de 3 minutos e para PSME foi de 5 minutos.	A utilização de instrumentos piezoeléctricos reduziu a incidência de perfuração da membrana e ambos os procedimentos consumiram muito tempo.
Fugazzotto et al (2001)[46]	Avaliar a utilização de uma trefina de vários diâmetros externos seguida de um osteótomo	Foram incluídos 61 pacientes e em 71 locais foi efectuado o aumento do seio	Todos os implantes foram restaurados e funcionaram com sucesso no pós-operatório.	A técnica combinada de osteótomo e trefina permite a deslocação apical do pavimento do seio,

	para implodir um núcleo de osso alveolar posterior do maxilar antes da colocação de materiais regenerativos , antecipando a colocação subsequente de implantes.	maxilar com trefina/osteótomo modificado , seguido da instalação de implantes.		minimizando o risco de perfuração do pavimento do seio.
Timmenga et al (2003)[47]	Avaliou os efeitos da cirurgia de elevação do assoalho do seio maxilar aplicando avaliação clínica, radiográfica e endoscópica.	Foram incluídos 17 pacientes que necessitavam de elevação do assoalho do seio maxilar com enxertos ósseos autógenos e a cirurgia foi	O exame clínico pós-operatório de 3 meses mostrou sinusite maxilar do lado esquerdo num doente, o exame endoscópico mostrou aspeto divergente em 4 doentes e	É necessário efetuar um exame clínico e radiográfico pré-operatório e a avaliação endoscópica está indicada em caso de opacificação no exame radiográfico.

		realizada.	edema num doente.	
Vitkov et al (2004)[48]	Avaliámos a elevação do pavimento sinusal através da técnica de descolament o hidráulico.	Foram incluídos pacientes com altura da crista maxilar de 6-8 mm e largura de 8 mm.	Não houve perfuração da membrana Schneideria na e a cicatrização decorreu sem problemas.	A técnica de descolament o hidráulico é altamente previsível, não necessita de equipamento especial e encurta a duração da cirurgia.
Arad et al (2004)[49]	Avaliámos a prevalência de complicações cirúrgicas do procediment o de enxerto sinusal e o seu impacto na sobrevivênci a do implante.	Foram efectuados 81 procedimen tos de enxerto sinusal utilizando a abordagem da parede lateral em 70 doentes.	Foram observadas 36 perfurações sinusais e 7 sofreram complicaçõe s pós-operatórias que incluem um quisto e uma infeção pouco comuns.	As complicações intra-operatórias conduziram a complicações pós-operatórias e as complicações cirúrgicas não afectaram a sobrevivênci a do

				implante.
Farman et al (2005)[50]	Forneceu uma comparação básica da resolução espacial, da percetibilidade do contraste e da latitude de exposição relativa de 18 detectores de raios X dentários actuais.	A resolução espacial foi medida utilizando uma grelha de teste de um fantoma de Pb de 0,025 mm. Para a percetibilidade do contraste, foi utilizado um dispositivo de teste de percetibilidade em alumínio com 7 mm de espessura, com poços de 0,1-0,9	A resolução mais elevada foi encontrada com a película Kodak insight, os detectores RVG-ui (CCD) e RVG 6000. Os melhores resultados visuais foram obtidos com os detectores Visualix HDI, RVG-ui, RVG 5000 e RVG 6000.	Os detectores de raios X mais utilizados atualmente têm um bom desempenho em termos de resolução espacial e de contraste.

		mm de profundidade a intervalos de 0,1 mm e um defeito de 1,5 mm.		
Wiltfang et al (2005)[51]	Comparação de enxerto ósseo onlay e elevação do pavimento do seio com enxertos ósseos autógenos em pacientes edêntulos.	100 pacientes foram incluídos em 2 grupos: Grupo 1: 39 pacientes foram submetidos a um procedimento de aumento onlay e Grupo 2: 61 pacientes foram submetidos	A taxa de sobrevivência do procedimento de aumento onlay foi de 91,5% e a do procedimento de elevação do seio maxilar foi de 94,6%.	A taxa de reabsorção foi mais baixa e verificou-se uma elevada taxa de sucesso global no grupo de elevação do seio maxilar.

		a um procedimento de elevação do seio maxilar.		
Alfaro et al (2006)[52]	Avaliou a prevalência de complicações cirúrgicas do procedimento de enxerto sinusal, propondo um protocolo para reparar perfurações da membrana sinusal no intraoperatório.	Foram incluídos 338 pacientes representando 474 procedimentos de aumento do pavimento sinusal e foram colocados 1166 implantes.	Foram registadas 104 perfurações da membrana sinusal, das quais 19 ocorreram bilateralmente.	A taxa de sobrevivência dos implantes dentários é inversamente proporcional ao tamanho das perfurações.
Barone et al (2006)[53]	Avaliou a taxa de complicações na cirurgia de aumento do seio maxilar e o	Foram incluídos 70 pacientes (124 seios paranasais) e 16 foram	Em 31 seios paranasais, ocorreram perfurações da membrana sinusal e	A utilização do tabaco juntamente com o enxerto ósseo onlay pode

	impacto das complicações no tratamento subsequente com implantes.	submetidos a aumento unilateral dos seios paranasais e 54 a aumento bilateral dos seios paranasais.	supuração do seio maxilar em 7.	aumentar significativamente a probabilidade de infecções pós-operatórias após o enxerto sinusal.
Costa et al (2007)[54]	Realizou um tratamento moderno para problemas odontogénicos e cirurgia endoscópica dos seios nasais (ESS) em pacientes com CMSDO.	Foram incluídos 17 pacientes com CMSDO que foram submetidos a tratamento contemporâneo de fonte odontogénica e ESS.	5 pacientes apresentavam um quisto odontogénico no seio maxilar, 5 pacientes tinham uma fístula oroantral crónica, 2 pacientes tinham um quisto inflamatório do molar e 2 pacientes tinham uma	Quando se detecta doença sinusal significativa, uma abordagem endoscópica para drenagem em todos os seios envolvidos pode promover o encerramento previsível e bem-

			infeção do seio maxilar secundária a uma peri-implantite, não tendo sido observadas complicações importantes após o procedimento ESS.	sucedido da OAF.
Diss et al (2007)[55]	Documentar, radiograficamente, as alterações nos níveis ósseos apicais em implantes microthread colocados em altura óssea residual subsinus, de acordo com	Foram incluídos 20 pacientes, os implantes foram colocados utilizando PRF como material de enxerto na técnica BAOSFE.	O RBH médio foi de 6,5±1,7mm e o nível médio do osso endosinus foi de 3,2±1,5mm.	O ganho ósseo endosinus pode ser alcançado utilizando PRF como material de enxerto na técnica BAOSFE.

	uma técnica BAOSFE com PRF como material de enxerto.			
Barone et al (2007)[56]	Investigou o desempenho do instrumento rotativo comparado com um dispositivo piezoelétrico durante a elevação do pavimento do seio maxilar.	Foram incluídos 13 pacientes e foi realizado um aumento bilateral do pavimento do seio maxilar com piezocirurgia num lado (local de teste) e no outro lado com brocas de diamante rotativas convencion	A área média da osteotomia era mais larga no local de controlo do que no local de teste e a perfuração da membrana ocorreu em 30% dos casos no local de teste e em 23% dos casos no local de controlo.	A piezocirurgia e os instrumentos convencionais não mostraram diferenças nos parâmetros clínicos para a elevação do pavimento do seio maxilar.

		ais (local de controlo).		
Gabbert et al (2008)[57]	Investigámos a sobrevivência a curto prazo de implantes colocados em combinação com ISL sem material de enxerto.	80 pacientes foram incluídos em 2 grupos - Grupo 1 (grupo de estudo n=36): receberam 92 implantes em combinação com ISL com enxerto ou substitutos ósseos, e Grupo 2 (grupo de controlo n=44): receberam 77	A taxa de sobrevivência foi superior a 94% em ambos os grupos (4 falhas no grupo 1 e 2 falhas no grupo 2) com um período médio de observação de 1,2 anos. Foi observado um ganho ósseo apical em 29 dos 92 implantes nos primeiros 6-9 meses.	Os resultados promissores a curto prazo foram observados para implantes colocados com ISL sem materiais de enxerto.

		implantes sem elevação do pavimento do seio.		
Barone et al (2008)[58]	Avaliámos o sucesso clínico de implantes colocados em alvéolos de extração recentes com elevação simultânea do pavimento do seio maxilar utilizando a técnica de osteótomo.	Foram incluídos 12 pacientes com indicação de extração de pré-molares superiores e presença de pelo menos 2mm de osso entre o ápice e o fundo do seio.	11 doentes apresentaram uma sobrevivência bem sucedida do implante no primeiro período de 6 meses e em 1 doente houve uma falha inicial devido a um abcesso.	Esta técnica permitiu a expansão do osso alveolar residual verticalmente e horizontalmente com uma elevada taxa de sucesso aos 18 meses.
Toscano et al (2009)[59]	Relatou a taxa de perfuração da membrana Schneiderian	Foram incluídos 50 pacientes e 56 foram	Ocorreram duas perfurações durante a elevação da	A abordagem da janela lateral para elevação do seio maxilar

	a e laceração arterial quando uma unidade piezoeléctrica foi utilizada em conjunto com instrumentos manuais para realizar a elevação do seio da janela lateral.	tratados consecutivamente com elevação do seio maxilar pela janela lateral, realizada com uma unidade de cirurgia piezoeléctrica.	membrana, sem lacerações arteriais.	incorporando a unidade piezoeléctrica em conjunto com a instrumentação manual foi eficaz e minimizou as complicações intra-operatórias.
Hunter et al (2009)[60]	Relatámos um caso invulgar de sinusite maxilar grave resultante da obstrução do óstio por material de enxerto ósseo deslocado utilizado no	Mulher de 49 anos de idade, com sinusite maxilar direita grave após procedimento de elevação do seio maxilar seguido de instalação	O exame de TC mostrou um implante dentário saliente no seio maxilar direito, sinusite do etmoide direito e do seio maxilar, enxerto ósseo	A utilização precoce da TC deve ser considerada para evitar complicações .

	procedimento de elevação do seio maxilar.	de implantes dentários.	deslocado a obstruir o óstio do meato nasal médio.	
Nedir et al (2010)[61]	Avaliámos a estabilidade a longo prazo da formação óssea peri-implantar após a colocação de implantes sem enxertos em maxilares posteriores reabsorvidos.	Foram incluídos 17 pacientes e foram colocados 25 implantes para reabilitar os maxilares atróficos através da elevação do pavimento sinusal com osteótomo.	Todos os implantes obtiveram critérios de sobrevivência e o osso peri-implantar e a protrusão do implante no seio diminuíram de 4,9 ± 1,9 mm após a cirurgia para 1,5 ± 0,9 mm após 5 anos.	A reabilitação com implantes do maxilar pode ser muito simplificada utilizando implantes ≤ 10 mm e a técnica OSFE sem enxertos e o procedimento parece previsível com resultados a longo prazo.
Rickert et al (2010)[62]	Avaliámos as variações na formação óssea após a	12 pacientes consecutivos que	A análise histomorfométrica mostrou	As células estaminais mesenquimais semeadas

	cirurgia de elevação do pavimento do seio maxilar utilizando uma combinação de material ósseo bovino (Bio-Oss) com osso autógeno ou células estaminais autógenas.	necessitavam de reconstrução bilateral da maxila atrófica foram divididos em 2 grupos - Grupo 1 (grupo de teste): o procedimento de aumento de um lado foi realizado com mineral ósseo bovino (Bio Oss) semeado com células estaminais mononucleares, e	uma formação óssea significativa no grupo de teste (17,7±7,3%) do que no grupo de controlo (12,0±6.6%).	em Bio Oss podem induzir a formação de um volume de osso suficiente para permitir a colocação fiável de implantes, em comparação com a aplicação de apenas osso autógeno ou de uma mistura de osso autógeno e Bio Oss.

		Grupo 2 (grupo de controlo): o aumento do outro lado foi realizado com Bio Oss misturado com osso autógeno.		
Fornell et al (2011)[63]	Avaliámos uma técnica de elevação do pavimento sinusal transalveolar sem retalho, guiada por CBCT, com instalação simultânea de implantes.	Foram incluídos 14 pacientes que necessitavam de aumento do assoalho do seio maxilar. A TCFC pré-operatória com poste de parafuso de titânio foi	O acompanhamento por CBCT durante 3, 6 e 12 meses não revelou qualquer perda óssea e o ganho ósseo médio foi de 3 mm.	os procedimentos de elevação do seio transalveolar sem retalho, guiados visualmente por CBCT pré-operatória, são bem sucedidos para colocar um a três implantes

		utilizada como guia nesta técnica.		com uma altura óssea de 2,6-8,9 mm.
Crespi et al (2010)[64]	Avaliámos o resultado clínico de implantes colocados em alvéolos previamente enxertados que foram expandidos numa segunda fase da cirurgia pela técnica de osteótomo.	Foram incluídos 20 pacientes que necessitavam de extração de molares superiores e 2nd pré-molares. Após a extração, o alvéolo foi preenchido com hidroxiapatite de magnésio como enxerto. Após 3 meses, foi efectuada a	No seguimento de 36 meses, todos os implantes foram bem sucedidos.	O método do osteótomo para expandir verticalmente o tecido enxertado é uma abordagem fiável na cirurgia de implantes.

		elevação do seio maxilar e colocados implantes.		
Kolhatkar et al (2007)[65]	Descreveu a aplicação simultânea da colocação imediata de implantes em alvéolos recém-extraídos juntamente com a técnica de elevação do fundo do seio com osteótomo com osso adicionado.	Foram incluídos 5 pacientes consecutivos, tendo sido efectuada a extração atraumática dos pré-molares superiores, seguida de elevação do fundo do seio com enxerto ósseo e instalação de implantes.	O osso foi visto a rodear a porção apical do fio coronal aquando da restauração final.	A colocação imediata de implantes com elevação simultânea do pavimento sinusal com osteótomo é uma técnica bem sucedida e um procedimento moroso.
Bruschi et al	Resultados clínicos e	Foram incluídos	A avaliação radiográfica	O procediment

(2011)[66]	radiográficos relatados de LMSF em alvéolos de molares frescos em 13 anos de acompanhamento.	53 pacientes que necessitavam de extração de um ou dois molares superiores. Foi efectuado o procedimento LMFS e foram instalados 68 implantes.	aos 13 anos de seguimento registou uma taxa de sobrevivência de 100% dos implantes.	o LMSF em alvéolo de extração fresco permitiu a expansão vertical e horizontal da maxila reabsorvida com uma taxa de sobrevivência de 100%.
Kao et al (2011)[67]	Avaliámos a formação óssea histológica quando comparámos a rh BMP-2/ACS combinada com xenoenxerto de osso	22 indivíduos que necessitavam de aumento do seio da janela lateral foram inscritos em 2	Obteve-se uma cicatrização sem intercorrências com estabilidade primária após um período de cicatrização de 6-9	A combinação de rh BMP-2/ACS e Bio Oss produz menos formação de osso novo do que o Bio Oss sozinho.

	bovino com a Bio Oss isolada para o procedimento de elevação do seio.	grupos com base nos materiais de enxerto utilizados. Grupo 1: foi utilizada a rh BMP-2/ACS misturada com Bio Oss numa proporção de 80/20, Grupo 2: foi utilizada apenas Bio Oss.	meses. Nas secções histológicas, foram encontradas menos partículas remanescentes de Bio Oss no grupo 1 do que no grupo 2.	
Baldi et al (2011)[68]	Descreveu uma técnica para o aumento do pavimento do seio com uma abordagem crestal de 1	25 pacientes foram submetidos à elevação do assoalho sinusal e divididos em 2	O exame radiográfico um ano após a colocação do implante mostrou que a elevação média da membrana	Considerou-se que a piezocirurgia proporciona menos desconforto ao doente e maior comodidade

	passo e avaliou a diferença no aumento do nível ósseo 1 ano após a instalação do implante.	grupos - Grupo1: com a técnica tradicional de brocas e osteótomo e Grupo2: com osteotomia realizada com piezocirurgia.	sinusal no grupo do osteótomo foi de 6,507 mm e de 6,989 mm no grupo da piezocirurgia.	ao cirurgião.
Dave e outros (2012)[69]	Comparação da precisão de diagnóstico da radiografia periapical convencional e da tomografia computorizada de feixe cónico na deteção de defeitos	Os implantes foram colocados em costelas bovinas frescas em locais de osteotomia e foram obtidas imagens utilizando i) radiografia	Os LCPAs digitais foram melhores no diagnóstico de um defeito ósseo peri-implantar.	A LCPA é um método fiável e mais valioso do que a CBCT para a deteção de defeitos ósseos circunferenciais peri-implantares.

	ósseos peri-implantares.	s periapicais digitais de cone longo (LCPA), ii) CBCT de volume limitado utilizando 3D accuitomo 80 e iii) CBCT de grande volume utilizando i-CAT Next generation.		
Suk cha et al (2012)[70]	Avaliámos a sobrevivênci a e as taxas de sucesso de implantes colocados simultaneam ente no seio enxertado utilizando	Foram instalados 217 procedimen tos consecutiv os de elevação do seio maxilar e	Entre 462 implantes, 262 foram instalados na maxila posterior com menos de 4 mm de RABH (grupo 1) e	Esta técnica pode ser utilizada para tratar maxilas atróficas com RABH mínimo e a perfuração da membrana

	implantes de superfície rugosa.	462 implantes simultâneos, juntamente com material de enxerto ósseo xenogénico.	200 implantes foram instalados com mais de 5 mm de RABH (grupo 2). As taxas de sobrevivência e sucesso cumulativas foram de 98,91% e 96,54%, respetivamente.	não afectou a taxa de sucesso.
Calasans et al (2014)[71]	Determinou a densidade do osso recém-formado no aumento do pavimento do seio maxilar após um período de cicatrização	Foram incluídos 20 doentes, tendo o pavimento do seio maxilar sido enxertado com Bio Oss (n=10) e Osseus	A avaliação histomorfométrica mostrou que no grupo Bio Oss o valor médio de formação óssea foi de 24,90, o tecido conjuntivo	Os biomateriais Bio Oss e Osseous eram biocompatíveis, promoviam a osteocondução e suportavam uma

	de 2 semanas de tratamento com um novo material de xenoenxerto bovino.	(n=10).	foi de 42,60 e o biomaterial remanescente foi de 25,40 e no grupo Osseous o valor médio de formação óssea foi de 24,90, o tecido conjuntivo foi de 45,70 e o biomaterial remanescente foi de 22,90.	percentagem significativa de osso recém-formado no seio aumentado.
Better et al (2014)[72]	Avaliou um novo procedimento e dispositivo, concebido como uma elevação fechada do	Foram incluídos 18 pacientes com necessidade de aumento do seio	O ganho ósseo médio nesta técnica foi de 11,2 mm após um período médio de cicatrização	Uma elevação fechada do pavimento do seio pode ser conseguida utilizando um implante

	seio maxilar utilizando um implante dedicado que permite a elevação da membrana Schneiderian a e a colocação de material de enxerto fluido.	maxilar com RABH de 4mm. O implante dentário utilizado tinha uma câmara interna que permite a indução de fluido através do corpo do implante para o seio maxilar.	de 8,7 meses.	que permite a elevação hidráulica da membrana Schneiderian a juntamente com a colocação de material de enxerto fluido com o mínimo de desconforto para o doente.

CONCLUSÃO :

A técnica da janela lateral externa é um procedimento mais invasivo que apresenta um maior risco de perfuração da membrana Schneideriana quando comparada com a abordagem transalveolar, mas permite a visualização direta da membrana Schneideriana. A utilização de técnicas de piezocirurgia ajuda a reduzir o risco de perfuração da membrana Schneideriana na técnica da janela lateral externa. Este sistema cirúrgico de piezocirurgia utiliza microvibrações ultra-sónicas que proporcionam cortes precisos, poupando os tecidos moles e os nervos e vasos circundantes.

A reflexão do retalho na abordagem transalveolar é limitada à área da crista, pelo que é um procedimento conservador quando comparado com a técnica da janela lateral externa. A técnica de elevação do seio maxilar com balão e a técnica de elevação hidráulica controlada do seio maxilar são técnicas avançadas da abordagem transalveolar. A cirurgia de elevação do seio maxilar é um procedimento sensível à técnica, com riscos inevitáveis (perfuração da membrana Schneideriana) e potenciais complicações como sinusite maxilar e formação de fístula oro-antral.

Embora seja um procedimento sensível e invasivo, o prognóstico e o sucesso do procedimento de elevação do seio nasal dependem da competência do cirurgião, da utilização de tecnologias como o piezótomo e de bons protocolos cirúrgicos.

REFERÊNCIAS:

1. Garg AK. Augmentation grafting of the maxillary sinus for placement of dental implants: anatomy, physiology, and procedures. *Implant Dent. 1999;8(1):36-46.*
2. Kim MJ, Jung UW, Kim CS, Kim KD, Choi SH, Kim CK, Cho KS. Septos do seio maxilar: prevalência, altura, localização e morfologia. Uma análise de tomografia computorizada reformatada. *J Periodontol. 2006 May;77(5):903-8.*
3. Chung SK, Dhong HJ, Na DG. Circulação de muco entre o óstio acessório e o óstio natural do seio maxilar. *J Laryngol Otol. 1999 Sep;113(9):865-7.*
4. Angelopoulos C, Aghaloo T. Tecnologia de imagiologia no diagnóstico de implantes. *Dent Clin North Am. 2011 Jan;55(1):141-58.*
5. Tyndall, D.A., Price, J.B., Tetradis, S., Ganz, S.D., Hildebolt, C. e Scarfe, W.C., 2012. Declaração de posição da Academia Americana de Radiologia Oral e Maxilofacial sobre critérios de seleção para a utilização de radiologia em implantologia dentária, com ênfase na tomografia computorizada de feixe cónico. *Oral Surg Oral Med Oral Pathol Oral Radiol. 2012 Jun;113(6):817-26.*
6. Tyndall DA, Brooks SL. Selection criteria for dental implant site imaging: a position paper of the American Academy of Oral and Maxillofacial radiology (Critérios de seleção para imagiologia do local do implante dentário: um documento de posição da Academia Americana de Radiologia Oral e Maxilofacial). *Oral Surg Oral Med Oral Pathol Oral Radiol Endod. 2000 maio;89(5):630-7.*
7. Kent JN, Block MS. Enxerto ósseo simultâneo do pavimento do seio maxilar e colocação de implantes revestidos a hidroxilapatite. *J Oral Maxillofac Surg. 1989 Mar;47(3):238-42.*

8. Smith DE, Zarb GA. Critérios para o sucesso de implantes endósseos osseointegrados. *J Prosthet Dent. 1989 Nov;62(5):567-72.*
9. Duckworth JE, Judy PF, Goodson JM, Socransky SS. Um método para a padronização geométrica e densitométrica de radiografias intra-orais. *J Periodontol. 1983 Jul;54(7):435-40.*
10. Vandenberghe B, Jacobs R, Yang J. Deteção de perda óssea periodontal utilizando imagens de tomografia computorizada digital intra-oral e de feixe cónico: uma avaliação in vitro de defeitos ósseos e/ou infra-ósseos. *Dentomaxillofac Radiol. 2008 Jul;37(5):252-60.*
11. Wakoh M, Nishikawa K, Otonari T, Yamamoto M, Harada T, Sano T, Yajima Y, Ooguro T. Técnica de subtração digital para avaliação da alteração óssea peri-implantar em imagens dentárias digitais. *Bull Tokyo Dent Coll. 2006 maio;47(2):57-64.*
12. Fourmousis I, Brägger U, Bürgin W, Tonetti M, Lang NP. Processamento digital de imagens. II. Avaliação quantitativa in vitro das alterações dos tecidos moles e duros peri-implantares. *Clin Oral Implants Res. 1994 Jun;5(2):105-14.*
13. Wadhwani C, Hess T, Faber T, Piñeyro A, Chen CS. Um estudo descritivo da densidade radiográfica dos cimentos de restauração de implantes. *J Prosthet Dent. 2010 May;103(5):295-302.*
14. Raja SV. Gestão da maxila posterior com elevação do seio maxilar: revisão de técnicas. *J Oral Maxillofac Surg. 2009 Ago;67(8):1730-4.*
15. Pjetursson BE, Tan WC, Zwahlen M, Lang NP. Uma revisão sistemática do sucesso da elevação do pavimento sinusal e da sobrevivência de implantes inseridos em combinação com a elevação do pavimento sinusal: parte I: abordagem lateral. *J Clin Periodontol. 2008 Sep;35(8 Suppl):241-54.*

16. Hwang D, Wang HL. Contra-indicações médicas para a terapia com implantes: Parte II: Contra-indicações relativas. *Implant Dent. 2007 Mar;16(1):13-23.*

17. Bertoldo F, Santini D, Lo Cascio V. Bisfosfonatos e osteomielite do maxilar: um puzzle patogénico. *Nat Clin Pract Oncol. 2007 Dec;4(12):711-21.*

18. Timmenga NM, Raghoebar GM, van Weissenbruch R, Vissink A. Sinusite maxilar após aumento do assoalho do seio maxilar: relato de 2 casos. *J Oral Maxillofac Surg. 2001 Feb;59(2):200-4.*

19. Vercellotti T, De Paoli S, Nevins M. A osteotomia piezoeléctrica da janela óssea e a elevação da membrana sinusal: introdução de uma nova técnica para a simplificação do procedimento de aumento do seio maxilar. *Int J Periodontics Restorative Dent. 2001 Dec;21(6):561-7.*

20. Labanca M, Azzola F, Vinci R, Rodella LF. Cirurgia piezoeléctrica: vinte anos de uso. *Br J Oral Maxillofac Surg. 2008 Jun;46(4):265-9.*

21. Toscano NJ, Holtzclaw D, Rosen PS. The effect of piezoelectric use on open sinus lift perforation: a retrospective evaluation of 56 consecutive treated cases from private practices. *J Periodontol. 2010 Jan;81(1):167-71.*

22. Vitkov L, Gellrich NC, Hannig M. Elevação do pavimento do seio através de descolamento hidráulico e elevação da membrana Schneideriana. *Clin Oral Implants Res. 2005 Oct;16(5):615-21.*

23. Chen L, Cha J. Um estudo retrospetivo de 8 anos: 1.100 pacientes que receberam 1.557 implantes utilizando a técnica minimamente invasiva de condensação hidráulica do seio. *J Periodontol. 2005 Mar;76(3):482-91.*

24. Kao DW, DeHaven Jr HA. Elevação hidrostática controlada do seio maxilar: um novo método de elevação da membrana do seio maxilar. *Implant Dent. 2011 Dec;20(6):425-9.*

25. Esposito M, Grusovin MG, Coulthard P, Oliver R, Worthington HV. A eficácia da profilaxia antibiótica na colocação de implantes dentários: uma revisão sistemática Cochrane de ensaios clínicos controlados e aleatórios. *Eur J Oral Implantol. verão de 2008;9 Suppl 1(2):95-103.*

26. Esposito M, Cannizzaro G, Bozzoli P, Consolo U, Felice P, Ferri V, Landriani S, Leone M, Magliano A, Pellitteri G, Todisco M. Efficacy of prophylactic antibiotics for dental implants: a multicentre placebo-controlled randomised clinical trial. *Eur J Oral Implantol. 2008 primavera;1(1):23-31.*

27. Kolahi J, Soolari A. Enxaguamento com solução de gluconato de clorexidina depois de escovar os dentes e usar o fio dental: uma revisão sistemática da eficácia. *Quintessence Int. 2006 Sep;37(8):605-12.*

28. Radtke A, Von Brevern M, Tiel-Wilck K, Mainz-Perchalla A, Neuhauser H, Lempert T. Self-treatment of benign paroxysmal positional vertigo: Semont maneuver vs Epley procedure. *Neurology. 2004 Jul 13;63(1):150-2.*

29. Rosen PS, Summers R, Mellado JR, Salkin LM, Shanaman RH, Marks MH, Fugazzotto PA. A técnica de elevação do pavimento do seio maxilar com osteótomo com adição de osso: relatório retrospetivo multicêntrico de pacientes tratados consecutivamente. *Int J Oral Maxillofac Implants. 1999 Nov-Dez;14(6):853-8.*

30. Appiani GC, Gagliardi M, Urbani L, Lucertini M. A manobra de Epley para o tratamento da vertigem posicional paroxística benigna. *Eur Arch Otorhinolaryngol. 1996;253(1-2):31-4.*

31. Becker SS, Roberts DM, Beddow PA, Russell PT, Duncavage JA. Comparação de espécimes do seio maxilar removidos durante procedimentos Caldwell-Luc e antrostomias tradicionais do seio maxilar. *Ear Nose Throat J. 2011 Jun;90(6):262-6.*
32. Watelet JB, Cauwenberge PV. Anatomia aplicada e fisiologia do nariz e dos seios paranasais. *Allergy. 1999;54 Suppl 57:14-25.*
33. Dixon DA, Hildebolt CF. Uma visão geral dos suportes de película radiográfica. *Dentomaxilofac Radiol. 2005 Mar;34(2):67-73.*
34. Sewerin IP, Gotfredsen K, Stoltze K. Precisão do diagnóstico radiográfico de radiolucências peri-implantares - uma experiência in vitro. *Clin Oral Implants Res. 1997 Ago;8(4):299-304.*
35. Matsuda Y, Hanazawa T, Seki K, Sano T, Ozeki M, Okano T. Precisão do sistema digora na deteção de defeitos ósseos peri-implantares artificiais. *Implant Dent. 2001;10(4):265-71.*
36. Biasotto M, Chiandussi S, Dore F, Rinaldi A, Rizzardi C, Cavalli F, Di Lenarda R. Clinical aspects and management of bisphosphonates-associated osteonecrosis of the jaws. *Ata Odontol Scand. 2006 Nov;64(6):348-54.*
37. Timmenga NM, Raghoebar GM, Van Weissenbruch R, Vissink A. Cirurgia de elevação do pavimento do seio maxilar: uma avaliação clínica, radiográfica e endoscópica. *Clin Oral Implants Res. 2003 Jun;14(3):322-8.*
38. Betts NJ, Miloro M. Modificação do procedimento de elevação do seio maxilar para septos no antro maxilar. *Oral Maxillofac Surg. 1994 Mar;52(3):332-3.*
39. Pjetursson BE, Tan WC, Zwahlen M, Lang NP. Uma revisão sistemática do sucesso da elevação do pavimento sinusal e da sobrevivência de implantes inseridos em combinação com a elevação

do pavimento sinusal: parte I: abordagem lateral. *J Clin Periodontol. 2008 Sep;35(8 Suppl):216-40.*

40. Sohn DS, Lee JS, An KM, Choi BJ. Técnica piezoeléctrica de elevação do seio maxilar interno (PISE): um novo método para a elevação do seio maxilar interno. *Implant Dent. 2009 Dec;18(6):458-63.*

41. Moy PK, Lundgren S, Holmes RE. Aumento do seio maxilar: análise histomorfométrica de materiais de enxerto para aumento do assoalho do seio maxilar. *J Oral Maxillofac Surg. 1993 Aug;51(8):857-62.*

42. Brägger U, Häfeli U, Huber B, Hämmerle CH, Lang NP. Avaliação dos níveis de crista óssea pós-cirúrgicos adjacentes a implantes dentários não submersos. *Clin Oral Implants Res. 1998 Aug;9(4):218-24.*

43. Zitzmann NU, Schärer P. Procedimentos de elevação do seio maxilar na maxila posterior reabsorvida: comparação das abordagens crestal e lateral. *Oral Surg Oral Med Oral Pathol Oral Radiol Endod. 1998 Jan;85(1):8-17.*

44. Rosen PS, Summers R, Mellado JR, Salkin LM, Shanaman RH, Marks MH, Fugazzotto PA. A técnica de elevação do pavimento do seio maxilar com osteótomo com adição de osso: relatório retrospetivo multicêntrico de pacientes tratados consecutivamente. *Int J Oral Maxillofac Implants. 1999 Nov-Dez;14(6):853-8.*

45. Vercellotti T, De Paoli S, Nevins M. A osteotomia piezoeléctrica da janela óssea e a elevação da membrana sinusal: introdução de uma nova técnica para a simplificação do procedimento de aumento do seio maxilar. *Int J Periodontics Restorative Dent. 2001 Dec;21(6):561-7.*

46. Fugazzotto PA. A técnica de aumento de seio maxilar com trefina/osteótomo modificada: considerações técnicas e discussão das indicações. *Implantodontia. 2001;10(4):259-64.*

47. Timmenga NM, Raghoebar GM, Van Weissenbruch R, Vissink A. Cirurgia de elevação do pavimento do seio maxilar: uma avaliação clínica, radiográfica e endoscópica. *Clin Oral Implants Res. 2003 Jun;14(3):322-8.*

48. Schwartz-Arad D, Herzberg R, Dolev E. A prevalência de complicações cirúrgicas do procedimento de enxerto sinusal e o seu impacto na sobrevivência do implante. *J Periodontol. 2004 Abr;75(4):511-6.*

49. Vitkov L, Gellrich NC, Hannig M. Elevação do pavimento do seio através de descolamento hidráulico e elevação da membrana Schneideriana. *Clin Oral Implants Res. 2005 Oct;16(5):615-21.*

50. Farman AG, Farman TT. Uma comparação de 18 detectores de raios X diferentes atualmente utilizados em medicina dentária. *Oral Surg Oral Med Oral Pathol Oral Radiol Endod. 2005 Apr;99(4):485-9.*

51. Wiltfang J, Schultze-Mosgau S, Nkenke E, Thorwarth M, Neukam FW, Schlegel KA. Aumento de onlay versus procedimento de sinuslift no tratamento da maxila severamente reabsorvida: um estudo longitudinal comparativo de 5 anos. *Int J Oral Maxillofac Surg. 2005 Dec;34(8):885-9.*

52. Hernández-Alfaro F, Torradeflot MM, Marti C. Prevalência e tratamento das perfurações da membrana Schneideriana durante os procedimentos de elevação do seio maxilar. *Clin Oral Implants Res. 2008 Jan;19(1):91-8.*

53. Barone A, Santini S, Sbordone L, Crespi R, Covani U. Um estudo clínico dos resultados e complicações associados ao aumento do seio maxilar. *Int J Oral Maxillofac Implants. 2006 Jan-Fev;21(1):81-5.*

54. Costa F, Emanuelli E, Robiony M, Zerman N, Polini F, Politi M. Tratamento cirúrgico endoscópico da sinusite maxilar crónica de origem dentária. *Oral Maxillofac Surg. 2007 Feb;65(2):223-8.*
55. Diss A, Dohan DM, Mouhyi J, Mahler P. Elevação do pavimento do seio maxilar com osteótomo utilizando fibrina rica em plaquetas de Choukroun como material de enxerto: um estudo piloto prospetivo de 1 ano com implantes microthreaded. *Oral Surg Oral Med Oral Pathol Oral Radiol Endod. 2008 May;105(5):572-9.*
56. Barone A, Santini S, Marconcini S, Giacomelli L, Gherlone E, Covani U. Osteotomia e elevação da membrana durante o procedimento de aumento do seio maxilar: um estudo comparativo: dispositivo piezoelétrico vs. instrumentos rotativos convencionais. *Clin Oral Implants Res. 2008 maio;19(5):511-5.*
57. Gabbert O, Koob A, Schmitter M, Rammelsberg P. Implantes colocados em combinação com uma elevação interna do seio maxilar sem material de enxerto: uma análise do insucesso a curto prazo. *J Clin Periodontol. 2009 Feb;36(2):177-83.*
58. Barone A, Cornelini R, Ciaglia R, Covani U. Colocação de implantes em alvéolos de extração recentes e elevação simultânea do pavimento sinusal com osteótomo: uma série de casos. *Int J Periodontics Restorative Dent. 2008 Jun;28(3):283-9.*
59. Toscano NJ, Holtzclaw D, Rosen PS. The effect of piezoelectric use on open sinus lift perforation: a retrospective evaluation of 56 consecutive treated cases from private practices. *J Periodontol. 2010 Jan;81(1):167-71.*
60. Hunter IV WL, Bradrick JP, Houser SM, Patel JB, Sawady J. Sinusite maxilar resultante da obstrução do óstio por enxerto ósseo deslocado: relato de caso. *J Oral Maxillofac Surg. 2009 Jul;67(7):1495-8.*

61. Nedir R, Nurdin N, Vazquez L, Szmukler-Moncler S, Bischof M, Bernard JP. Técnica de elevação do pavimento sinusal com osteótomo sem enxerto: um estudo prospetivo de 5 anos. *J Clin Periodontol. 2010 Nov;37(11):1023-8.*

62. Rickert D, Sauerbier S, Nagursky H, Menne D, Vissink A, Raghoebar GM. Elevação do pavimento do seio maxilar com mineral ósseo bovino combinado com osso autógeno ou células estaminais autógenas: um ensaio clínico prospetivo e aleatório. *Clin Oral Implants Res. 2011 Mar;22(3):251-8.*

63. Crespi R, Cappare P, Gherlone E. Elevação do pavimento sinusal com osteótomo e colocação simultânea de implantes em alvéolos de biomateriais enxertados: 3 anos de acompanhamento. *J Periodontol. 2010 Mar;81(3):344-9.*

64. Kolhatkar S, Bhola M, Thompson-Sloan TN. Elevação do pavimento do seio maxilar através da cavidade de extração do pré-molar superior com colocação imediata de implantes: uma série de casos. *J Periodontol. 2011 Jun;82(6):820-8.*

65. Fornell J, Johansson LÅ, Bolin A, Isaksson S, Sennerby L. Elevação do seio maxilar sem retalho, guiada por CBCT, com instalação simultânea de implantes. I: exame radiográfico e técnica cirúrgica. Um acompanhamento prospetivo de 1 ano. *Clin Oral Implants Res. 2012 Jan;23(1):28-34.*

66. Bruschi GB, Crespi R, Capparè P, Bravi F, Bruschi E, Gherlone E. Gestão localizada da técnica do pavimento sinusal para colocação de implantes em alvéolos molares recentes. *Clin Implant Dent Relat Res. 2013 Abr;15(2):243-50.*

67. Kao DW, Kubota A, Nevins M, Fiorellini JP. O efeito negativo da combinação de rhBMP-2 e Bio-Oss na formação óssea para aumento

do seio maxilar. *Int J Periodontics Restorative Dent. 2012 Feb;32(1):61-7.*

68. Baldi D, Menini M, Pera F, Ravera G, Pera P. Elevação do assoalho do seio maxilar utilizando osteótomos ou cirurgia piezoeléctrica. *Int J Oral Maxillofac Surg. 2011 maio;40(5):497-503.*

69. Dave M, Davies J, Wilson R, Palmer R. Uma comparação entre a tomografia computorizada de feixe cónico e a radiografia periapical convencional na deteção de defeitos ósseos peri-implantares. *Clin Oral Implants Res. 2013 Jun;24(6):671-8.*

70. Cha HS, Kim A, Nowzari H, Chang HS, Ahn KM. Levantamento simultâneo do seio maxilar e instalação de implantes: estudo prospetivo de duzentos e dezassete levantamentos consecutivos do seio maxilar e quatrocentos e sessenta e dois implantes. *Clin Implant Dent Relat Res. 2014 Jun;16(3):337-47.*

71. Calasans-Maia MD, Mourão CF, Alves AT, Sartoretto SC, de Uzeda MJ, Granjeiro JM. Aumento do seio maxilar com um novo xenoenxerto: um ensaio clínico controlado e randomizado. *Clin Implant Dent Relat Res. 2015 Oct;17:e586-93.*

72. Better H, Slavescu D, Barbu H, Cochran DL, Chaushu G. Dispositivo de implante sinus lift minimamente invasivo: resultados preliminares de um ensaio multicêntrico de segurança e eficácia. *Clin Implant Dent Relat Res. 2014 Ago;16(4):520-6.*

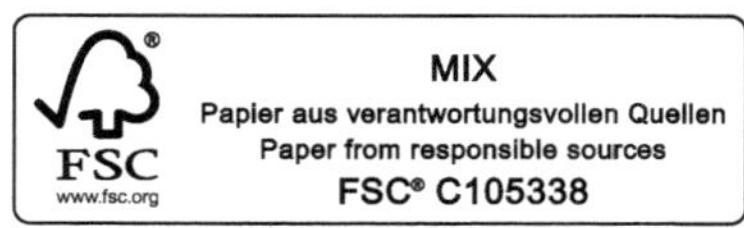

Printed by Books on Demand GmbH, Norderstedt / Germany